Natürlich gesund
mit Weißdorn

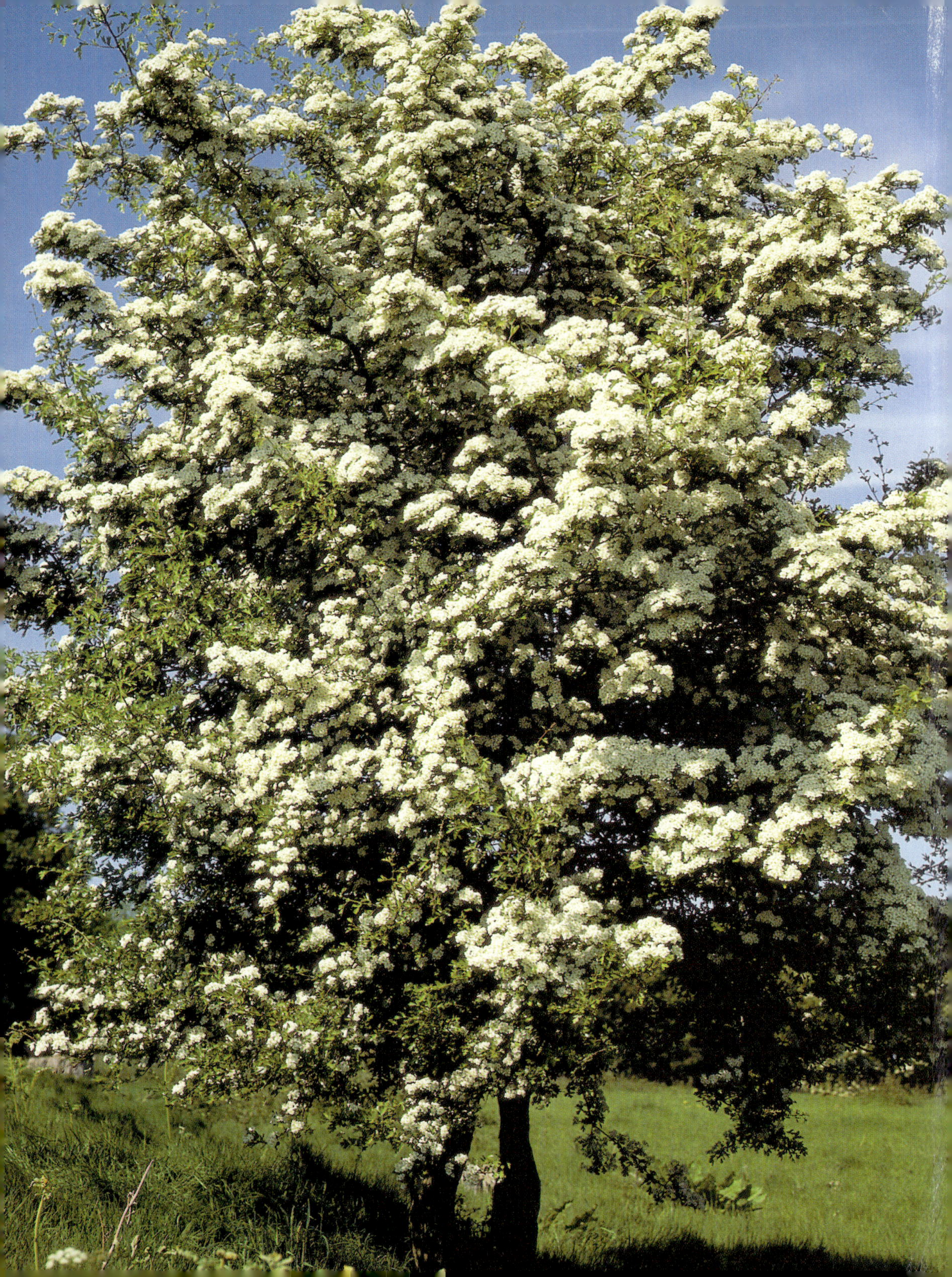

Rita Pilaske

Natürlich gesund mit Weißdorn

Sanfte Hilfe bei Herzbeschwerden und Bluthochdruck

- Rezepturen für Tees und Heilweine
- Fertigarzneien, homöopathische Mittel
- Weißdorn in der Küche

MIDENA

DIE AUTORIN: Rita Pilaske ist ausgebildete Gesundheitstherapeutin nach Dr. Simonton und beschäftigt sich seit vielen Jahren mit sanften Heilverfahren wie Bachblütentherapie, Aromatherapie und Bioenergetik.

HINWEIS: Die Inhalte des vorliegenden Ratgebers sind sorgfältig recherchiert und erarbeitet. Dennoch kann aus rechtlichen Gründen weder von der Autorin noch vom Verlag eine Haftung oder Gewähr übernommen werden.

Die Deutsche Bibliothek – CIP-Einheitsaufnahme

Pilaske, Rita:
Natürlich gesund mit Weißdorn: sanfte Hilfe bei Herzbeschwerden und Bluthochdruck; Rezepturen für Tees und Heilweine – Fertigarzneien, homöopathische Mittel – Weißdorn in der Küche / Rita Pilaske. – Augsburg: Midena, 1999
ISBN 3-310-00524-0

Midena Verlag, Augsburg

Redaktion: Helene Weinold, Aystetten
Lektorat: Franz Leipold
Fotos: Hans Reinhard S. 2, 9, 10, 11, 14, 32, 44, 53, 55, 64, 65, 72, 74, 76, 86;
Image Bank/Donata Pizzi S. 16; Tony Stone/Bruce Ayres S. 20;
Photo Press/Heinrich S. 28; Mauritius S. 40; Bavaria/March S. 46
Umschlaggestaltung: S/L Kommunikation
Umschlagfoto: Hans Reinhard
Druck und Bindung: Offizin Andersen Nexö, Leipzig –
ein Betrieb der INTERDRUCK Graphischer Großbetrieb GmbH

Printed in Germany

ISBN 3-310-00524-0

Inhalt

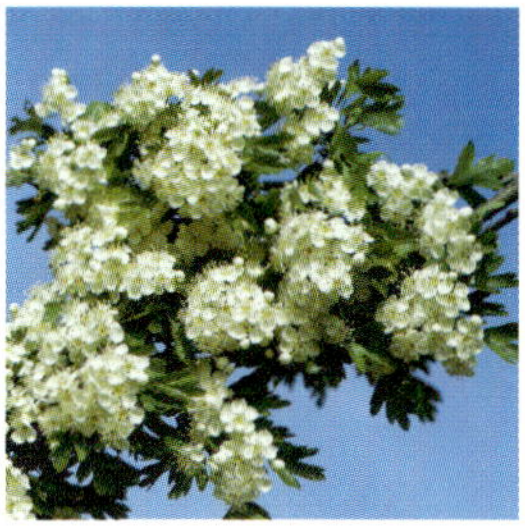

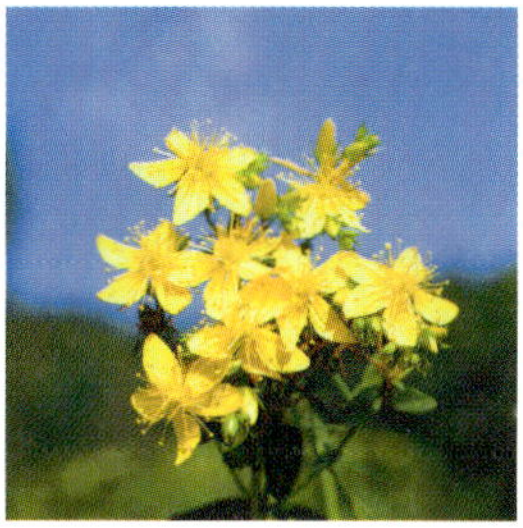

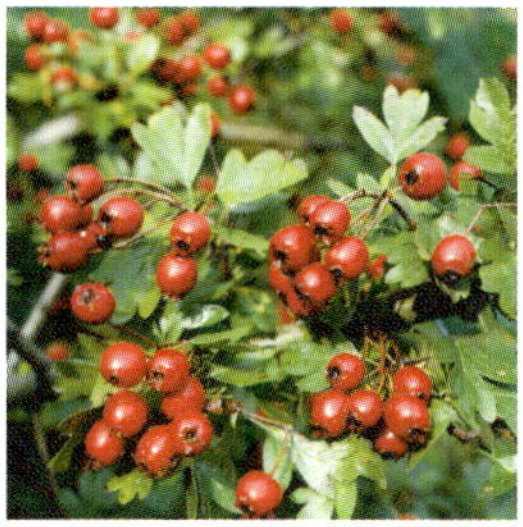

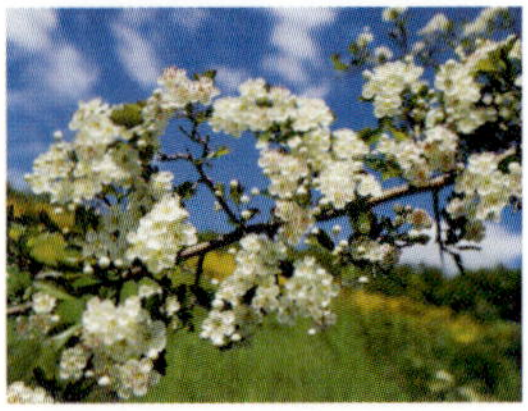

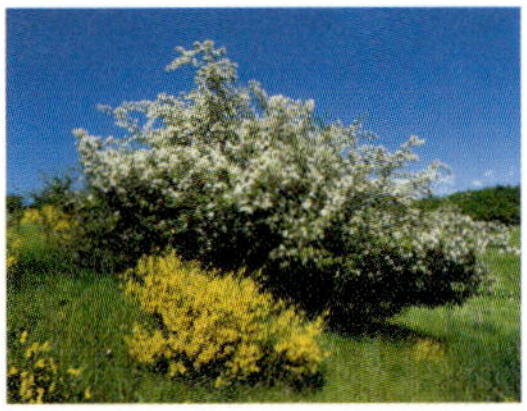

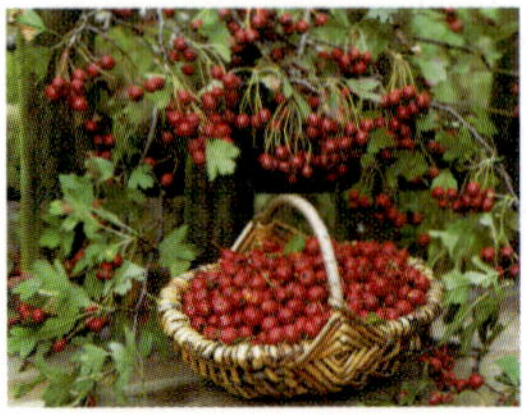

Vorwort

Das Herz gibt allem, was der Mensch
sieht und hört und weiß, die Farbe.
Johann Heinrich Pestalozzi

Das Herz ist unser wichtigstes Organ; es hält den Blutkreislauf in Gang und versorgt dadurch alle Bereiche des Körpers mit Sauerstoff und lebenswichtigen Nährstoffen. Welche Bedeutung Vorsorge und Pflege gerade für das Herz haben, belegen Studien der Weltgesundheitsorganisation: Krankheiten des Herz-Kreislauf-Systems sind nach wie vor die häufigste Todesursache in den westlichen Industrieländern. Während Herzinfarkt und andere Herzerkrankungen noch vor einigen Jahren als typische »Männerkrankheiten« galten, sind heute ebenso häufig Frauen betroffen – und die Tendenz ist steigend.

Zwar gibt es eine Vielzahl synthetischer Herz- und Kreislaufmittel, aber ihre Anwendung ist meist mit mehr oder weniger starken Nebenwirkungen verbunden. Mit dem Weißdorn steht uns dagegen ein Heilmittel zur Verfügung, das auf natürliche Weise die Leistungskraft des Herzens erhöht, leichte Rhythmusstörungen beseitigt und degenerative Abnutzungserscheinungen lindert. Hierzu bieten sich zahlreiche Heilrezepturen und Hausmittel wie Tinkturen, Heilweine, Tees oder Teemischungen an.

In diesem Ratgeber erfahren Sie, wie Sie selbst Weißdornpräparate herstellen und gegen welche Beschwerden Sie diese

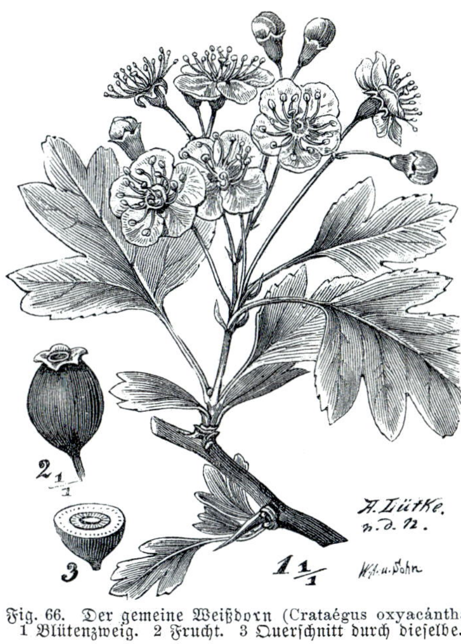

Fig. 66. Der gemeine Weißdorn (Crataégus oxyacántha).
1 Blütenzweig. 2 Frucht. 3 Querschnitt durch dieselbe.

einsetzen können. Dazu erhalten Sie Tips, woran Sie Weißdorn erkennen, wo er bevorzugt wächst und wann die beste Erntezeit ist. Neben der Behandlung akuter Beschwerden ist es wichtig, die Hauptrisikofaktoren für Herz-Kreislauf-Erkrankungen zu kennen. Dazu zählen vor allem Streß, Überbeanspruchung in Beruf und Freizeit, falsche Ernährung, psychische Belastungen, übermäßiger Alkohol- und Nikotinkonsum. Damit Ihr Herz-Kreislauf-System normal funktionieren kann, sollten Sie Streßfaktoren weitestgehend abbauen und sich gesundheitsbewußt ernähren.

Einen Beitrag hierzu bietet die Auswahl an Rezepten mit köstlichen und vitaminreichen Weißdornleckereien. Weißdornmus oder Weißdornmarmelade, beispielsweise mit Vollkorn, Getreideflockenmüsli oder in Quark und Joghurt eingerührt, schmeckt hervorragend und kommt der Gesundheit zugute. Wenn Sie die wertvollen Inhaltsstoffe des Weißdorns mit Kürbis, Holunder oder Quitte ergänzen, versorgen Sie Ihren Körper mit all den Vitaminen, Spurenelementen und Mineralstoffen, die für eine optimale Leistungsfähigkeit notwendig sind.

Weißdorn kann aber noch mehr: Er lindert auch Beschwerden, die auf den ersten Blick in keinem direkten Zusammenhang mit Herz-Kreislauf-Erkrankungen stehen, zum Beispiel Angstgefühle, Wechseljahresbeschwerden, Nervosität, Schlafstörungen oder Konzentrationsschwäche.

Ich hoffe, daß Ihnen der Weißdorn nach der Lektüre dieses Buches in einem neuen Licht erscheint: Halten Sie auf einem Spaziergang gezielt nach den Sträuchern Ausschau, nehmen Sie sich die Zeit zum Sammeln und Ernten, versuchen Sie das eine oder andere Hausmittel, probieren Sie die leckeren Marmeladen oder nehmen Sie ein entspannendes Bad mit Weißdornblüten. Auf diese Weise sorgen Sie am besten dafür, daß es Ihrem Herzen, der Quelle Ihrer Lebenskraft, noch lange Zeit gut geht.

Preußisch-Oldendorf, im Winter 1998
Rita Pilaske

Kleine Pflanzenkunde

Der Weißdorn (Gattung *Crataegus*) gehört zur großen Familie der Rosengewächse (Rosaceae). Weltweit gibt es viele hundert Weißdornarten; die meisten sind in Nordamerika beheimatet, aber auch in Europa findet man einige Vertreter wie den Eingriffeligen Weißdorn (*Crataegus monogyna*) und den Zweigriffeligen Weißdorn (*Crataegus laevigata*, früher *Crataegus oxyacantha*).

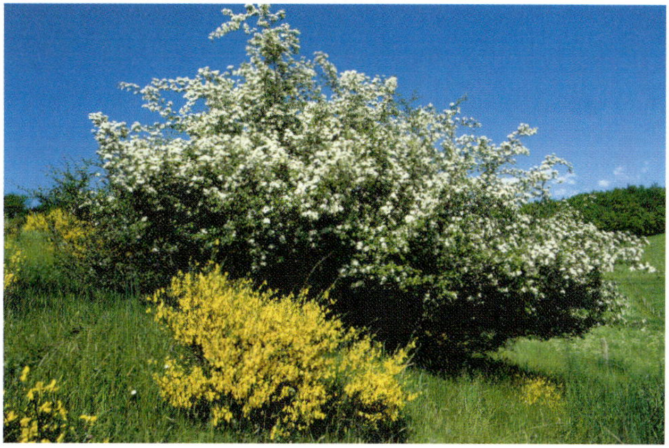

Dem blühenden Weißdorn – hier mit Ginster im Vordergrund – begegnet man oft an Feldrändern.

Weißdornsträucher können ein Alter von mehreren hundert Jahren erreichen. Je nach Standort werden sie fünf bis zehn Meter hoch. Vorzugsweise wächst der Weißdorn in lichten Laubwäldern und Hecken, an Böschungen und Wegrändern oder an mäßig sonnigen Gebirgshängen bis zu 900 m Höhe. Wie die meisten Wildsträucher ist er robust und anspruchslos, bevorzugt jedoch lehm- und kalkhaltige Böden und nicht zu feuchte, halbschattige Standorte.

Nicht nur als Heilpflanze, sondern auch ökologisch kommt dem Weißdorn große Bedeutung zu. Zahlreiche Vögel nisten in seinem undurchdringlichen Gestrüpp und ernähren sich im Herbst von seinen roten Mehlbeeren; auf dem gesamten Strauch findet man viele Insektenarten, vor allem Zikaden, Rüsselkäfer und manche Schmetterlingsraupen. Außerdem bietet der Weißdorn Kleintieren wie Igel oder Spitzmaus Unterschlupf und Nahrung.

Ein Strauch mit vielen Namen

Die lateinische Bezeichnung »*Crataegus*« leitet sich von dem griechischen Wort »krataios« ab, mit dem Dioskurides um 50 v. Chr. den Strauch benannte. Krataios bedeutet fest und stark; Dioskurides nahm damit Bezug auf das feste, harte Holz des Weißdorns. Der frühere Artname *oxyacantha* stammt von griechisch »oxys« = Dorn und »acantha« = spitz ab und weist auf die harten spitzen Dornen hin.

Im Volksmund ist der Weißdorn unter vielen verschiedenen Namen bekannt.

Der Volksmund hat den Weißdorn mit zahlreichen Namen bedacht. Mancherorts kennt man ihn als Hagedorn, Hageapfel, Hagöpfeli, Heckapfel, Hohnedorn, Hinzekunzen, Zaundorn, Christdorn, Bibelken, Knickdorn, Sauerrauch, Hägela, Haakäsen, Wipke, Wubbelken, Jeepkes, Mehlfäßchen oder Müllerbrot.

In Frankreich heißt der Weißdorn »aubépine«, was sich mit »vornehmer Dornenstrauch« übersetzen läßt; in England wird er »whitethorn« oder »hawthorn« genannt.

Geschichte und Mythologie

Wie viele andere wildwachsende Heilpflanzen lieferte auch der Weißdorn Stoff für Geschichten und Mythen. Bereits in der Jungsteinzeit wurden offensichtlich Weißdornbeeren verzehrt, denn bei Ausgrabungen in Pfahlbaudörfern fand man große Mengen an Fruchtkernen. Auch den Kelten war der Weißdorn bekannt. Ihre Priester – die Druiden – nutzten seine magischen Kräfte für Zauberkulte und Heilmittel.

Eingriffeliger Weißdorn

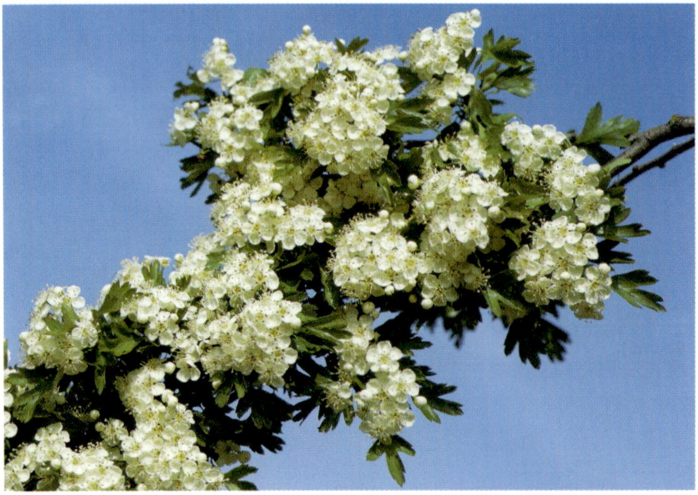

Im alten Rom war es Brauch, am 1. Juni Weißdornzweige an den Türen zu befestigen, um krankheitsbringende Geister abzuwehren. Ebenso waren Rituale mit Weißdornblüten üblich, um die Fruchtbarkeit zu fördern und den Frauen die Geburt zu erleichtern. Einer Legende nach soll der Weißdorn aus dem Wanderstab des heiligen Joseph entstanden sein; aus seinem harten Holz werden noch heute Spazierstöcke und Werkzeuge für Zimmerleute hergestellt.

Weißdornbeeren wurden bereits in der Jungsteinzeit verzehrt.

Botanische Merkmale

Der Eingriffelige Weissdorn (*Crataegus monogyna*) trägt bis zu 2,5 cm lange, spitze Dornen. Seine Blätter sind etwa 3 bis 6 cm lang, tief eingeschnitten und mit 5 bis 7 schmalen, spitzen Lappen versehen. Die Blattoberseite ist glänzend dunkelgrün, die Unterseite ist etwas heller gefärbt. Die Nebenblättchen sind oft sehr groß. Die aufrechtstehenden, winzigen Trugdoldenblüten setzen sich aus 5 Kelchblättern, 5 Kronblättern und 15 bis 20 Staubblättern zusammen. Die weißen Blüten erscheinen ab Mitte Mai; sie stehen an einem leicht behaarten Stengel, haben nur einen Griffel und bedecken den ganzen Strauch. Die länglichen, ziegelroten Schein- oder Apfelfrüchte weisen jeweils nur einen Stein auf.

Der ebenfalls dornige Zweigriffelige Weissdorn *(Crataegus laevigata)* blüht 14 Tage früher als sein Verwandter. Er hat drei bis fünf cm lange, eiförmige bis rundliche Blätter. In der oberen Hälfte sind sie mit drei bis fünf einwärtsgebogenen, stumpf gezähnten Lappen versehen. Die Blütenstiele dieser Art sind kahl. Die Früchte sind kugelig, fleischig und blutrot. In ihnen befinden sich zumeist zwei oder drei Steinchen. Aus den weißen bis rosa angehauchten Blüten schauen zwei Griffel hervor.

Zweigriffeliger Weißdorn

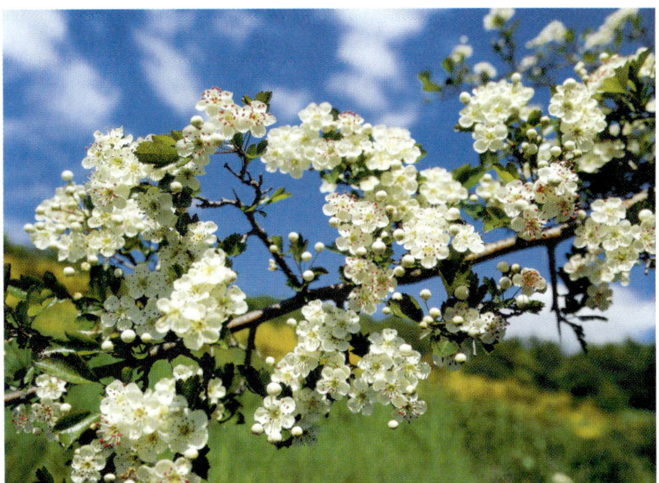

Welche Arten werden pharmazeutisch genutzt?

Für Heilzwecke werden ausschließlich die beiden Weißdornarten *Crataegus monogyna* und *Crataegus laevigata* verwendet.

Zwar findet man in alten Kräuterbüchern Marmeladen oder Gelees mit schwarzen Weißdornbeeren, und nach Dumonts Kräuterenzyklopädie sind auch Blüten anderer Weißdornarten medizinisch anwendbar, aber das besagt nicht, daß man damit die gleiche herzspezifische Wirkung erzielen kann wie mit Präparaten aus *Crataegus monogyna* und *Crataegus laevigata*.

- **Sofern Sie Weißdorn selber sammeln möchten, um daraus herzstärkende Mittel zu bereiten, sollten Sie sich auf die Blüten, Blätter und Beeren dieser beiden Arten beschränken.**
- **Wenn Sie bereits an bestimmten Beschwerden leiden, erhalten Sie über Ihren Arzt oder in der Apotheke standardisierte Weißdornpräparate, die ganz spezifisch ihre optimale Wirkung entfalten.**

Weißdornarten ohne medizinische Bedeutung

Von *Crataegus monogyna* und *Crataegus laevigata* gibt es zahlreiche Mischformen, die häufig als Ziersträucher in Gärten, Parks oder Anlagen gepflanzt werden. Zu den Zuchtformen zählt der Orientalische Weißdorn *(Crataegus laciniata)*; mit seinen birnenförmigen, orangeroten Früchten ist er eine Zierde für jeden Garten, ebenso wie der Fünfgriffelige Weißdorn *(Crataegus pentagyna)*, der schwärzlich purpurne Früchte trägt. Ebenso schön ist der Schwarzfruchtige Weißdorn *(Crataegus nigra)* oder der Azaroldorn *(Crataegus azarolus)*, der durch seine kräftig gefärbten, orange- bis gelbroten Früchte hervorsticht. Die genannten Arten sind medizinisch ohne Bedeutung.

Einige Weißdornarten werden als Ziersträucher gepflanzt.

Ernten, Trocknen, Aufbewahren

Zur Herstellung von medizinischen Präparaten können Sie die Blätter, die Blüten und die Beeren des Weißdorns verwenden. Blüten und Blätter können von Anfang Mai bis Ende Juni gesammelt werden; sie eignen sich hervorragend für Heiltees und Aufgüsse. Die Weißdornbeeren – genauer Weißdornfrüchte – ernten Sie im Herbst, von Anfang September bis November. Manchmal weisen die Früchte kleine braune Flecken auf, die wie Rost aussehen. Sortieren Sie

Kräuter sollten immer in luftigen Räumen, niemals in der Sonne getrocknet werden.

Tips zum Sammeln

- Der Weißdorn stellt keine hohen Ansprüche an seinen Standort. Da Weißdornhecken auch an stark befahrenen Straßen stehen oder schon mal eine Schutthalde begrenzen, sollten Sie Sammelplätze bevorzugen, die von der Umweltverschmutzung möglichst wenig belastet sind.
- Schonen Sie beim Sammeln die Natur. Brechen Sie nicht mutwillig Zweige ab und ernten Sie einen jungen Baum nicht vollkommen leer; in der Regel finden Sie genügend Sträucher, um Ihren Bedarf an Blättern, Blüten und Beeren ausreichend zu decken.
- Sammeln Sie nur an einem regen- und nebelfreien Tag. Die günstigste Tageszeit ist der Vormittag; dann ist der Morgentau abgetrocknet, und die ganze Kraft liegt noch in den Blüten und Blättern.
- Zupfen Sie die Blätter gemeinsam mit den noch geschlossenen Blüten ab und sortieren Sie beide gleich an Ort und Stelle in getrennte Körbchen oder Papiertüten. Völlig aufgeblühte Blüten sind weniger geeignet: Sie fallen schnell in ihre Einzelteile auseinander, außerdem sind ihre wertvollen Pollen meist schon von den Bienen eingesammelt worden. Weißdornblätter und -blüten finden hauptsächlich Verwendung für Tees und Tinkturen.

solche Beeren aus und nehmen Sie nur die wirklich einwandfreien für die Verarbeitung. Aus den Beeren können Sie Tinkturen, Gelees, Säfte und Mus herstellen.

Weißdornbeeren eignen sich für Tinkturen, Gelees, Säfte und Mus.

Zum Trocknen verwenden Sie am besten ein Gestell, das mit Fliegendraht oder einem dünnen Baumwolltuch bespannt ist. Darauf streuen Sie die Blüten locker aus, ohne sie dabei zu quetschen oder zu zerdrücken. Sehr gut eignen sich halbschattige, gut gelüftete Räume, wie beispielsweise ein trockener Keller oder Dachboden. Bei feuchter Witterung sollten Sie über Nacht das Fenster schließen.

Wenn das Wetter es nicht anders zuläßt und der Trocknungsprozeß zu lange dauern würde, können Sie die Blüten im Backofen trocknen. Achten Sie darauf, daß die Temperatur 35 °C nicht übersteigt. Sie können die Kräuterteile auch im Mikrowellenherd trocknen; je nach Gerät genügen hierfür 2 bis 3 Minuten. Allerdings bin ich der Ansicht, daß sich hierbei die energetische Struktur der Pflanze grundlegend verändert.

Bewahren Sie die getrockneten Blätter in lichtundurchlässigen Behältern auf.

Die Blätter sind weniger empfindlich, sie können auf dem Trockengestell zwischendurch gewendet werden. Sobald sie trocken sind, rascheln sie beim Hineingreifen; dann können Sie die Blätter in Weißblechdosen oder braunen Gläsern aufbewah-

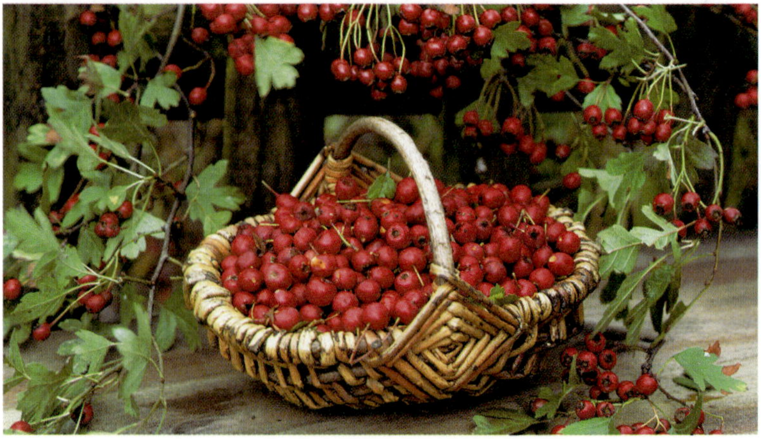

Weißdornfrüchte können Sie im Backofen trocknen.

ren. Lichtdurchlässige Gläser eignen sich nicht so gut, da die Kräuter aufgrund der Lichteinwirkung schnell ausbleichen oder sich die Wirkstoffe verändern (Oxidation).

Die Früchte können im Backofen trocknen, bei leicht geöffneter Tür und einer Temperatur bis maximal 60 °C. Die Luftzirkulation ist wichtig, damit die Feuchtigkeit entweichen kann und es nicht zur Gärung kommt. Bewahren Sie die Beeren in Leinensäckchen auf, die Sie in einem kühlen, trockenen Raum ohne direkte Sonneneinwirkung aufhängen – zu hohe Luftfeuchtigkeit fördert nämlich die Schimmel- oder Fäulnisbildung. In geschlossenen Pappschachteln, braunen Gläsern oder Weißblechdosen überdauern die Beeren ebenfalls sehr gut.

Tips zur Aufbewahrung

- Vergessen Sie nicht, die Pflanzenteile beim Verpacken genau zu beschriften: Inhalt, Sammelort und Datum sollten Sie in jedem Fall vermerken. Das Datum ist wichtig, da das Sammelgut durch Einwirkung von Licht, Wärme oder Luft einem enzymatischen Zersetzungsprozeß unterliegt und mit der Zeit seine Wirkstoffe verliert. Vorteilhaft ist auch ein Aufkleber mit Stichpunkten, für welche Beschwerden sich das Kraut eignet.
- Bewahren Sie grundsätzlich alle Drogenteile getrennt voneinander auf und mischen Sie sie erst für die jeweilige Anwendung. Das hat den Vorteil, daß Sie später noch andere Teemischungen zusammenstellen können, als zum Sammelzeitpunkt vorgesehen. Außerdem bleiben der typische Geruch und Geschmack der Pflanzenteile unverändert.
- Die getrockneten Pflanzenteile sollten Sie nicht länger als bis zur nächsten Sammelsaison aufheben. Das gilt für die meisten Heilpflanzen, von Wurzelteilen einmal abgesehen – aber die stehen beim Weißdorn sowieso nicht für medizinische Zwecke zur Verfügung.

Das Herz – Motor des Lebens

»Man sieht nur mit dem Herzen gut.
Das Wesentliche ist für die Augen unsichtbar.«
Antoine de Saint-Exupéry

Das Herz eines 70jährigen hat 2,5 Milliarden Mal geschlagen.

Das Herz ist ständig in Betrieb und leistet Tag für Tag Schwerstarbeit. Wie wichtig ein gesundes Herz für den Organismus ist, wird schnell klar, wenn man sich seine gewaltige Leistung vor Augen führt: Es schlägt im Durchschnitt 70mal pro Minute – das sind über 100000 Schläge pro Tag – und pumpt in beständigem Rhythmus etwa 5 Liter Blut durch Arterien, Venen und Kapillargefäße. Auf diese Weise versorgt das Herz Millionen von Körperzellen mit Blut, Sauerstoff und wichtigen Nährstoffen. Bis ein Mensch 70 Jahre alt geworden ist, hat sein Herz etwa 2,5 Milliarden Mal geschlagen und dabei 250 Millionen Liter Blut gepumpt.

Damit das Herz optimal arbeiten kann, benötigt es entsprechende Pflege. Leider reagieren viele erst dann, wenn das Herz in seiner Leistungskraft nachgelassen oder bereits Schaden erlitten hat.

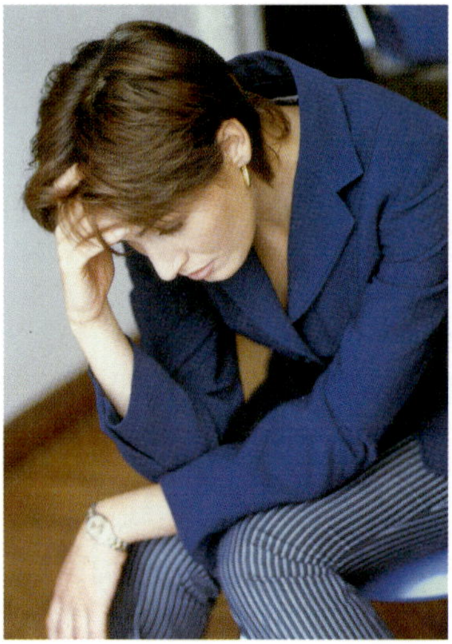

Rasche Ermüdbarkeit und das Gefühl von Schwäche können auf ein schwaches Herz hinweisen.

Wenn das Herz aus dem Takt kommt

Durch die Anwendung verschiedener Weißdornpräparate können Sie die Leistungskraft Ihres Herzens verbessern. Doch die medizinische Behandlung allein reicht häufig nicht aus; genauso wichtig ist es, eine gesunde Lebenseinstellung zu finden, um das Herz nicht ständig zu überlasten.

Anzeichen einer Herzleistungsschwäche

Brustschmerzen, die bis in die linke Schulter und den linken Arm ausstrahlen können. Der Schmerz ist hinter dem Brustbein spürbar und tritt oft während oder nach einer körperlichen Anstrengung oder seelischen Belastung auf.

- Leistungsknick, rasche Ermüdbarkeit, Schwächegefühl.
- Vermehrtes nächtliches Schwitzen.
- Konzentrationsstörungen.
- Blausucht, das heißt die Haut verfärbt sich – zumeist im Gesicht – bläulich-violett.
- Atemnot, auch bei geringer Belastung oder in Ruhe, zum Beispiel nachts.
- Vermehrter nächtlicher Harndrang.
- Wasseransammlungen (Ödeme), vor allem in Beinen und Füßen.
- Kältegefühl, Ohrensausen, Kopfschmerzen, nächtlicher Husten.

Falls ein oder mehrere der genannten Symptome auf Sie zutreffen, sollten Sie umgehend einen Arzt um Rat fragen.

(Wie es um Ihren Gesundheitszustand bestellt ist, können Sie anhand des Fragebogens auf der vorderen Umschlaginnenseite feststellen.) Deshalb möchte ich zunächst auf die möglichen Risikofaktoren für Herzerkrankungen eingehen.

Ursachen für Herzbeschwerden

Streß und falsche Ernährung sind Hauptursachen für Herzerkrankungen.

Häufig liegen die Ursachen für Herzerkrankungen in unserem gewohnheitsmäßigen (Fehl-)Verhalten, wobei Streßfaktoren und Ernährungssünden im Vordergrund stehen. Der Lebensstandard in der modernen Industriegesellschaft ist zwar dank des technischen Fortschritts sehr hoch, doch der fordert auch seinen Tribut: Viele Menschen haben ihre Belastungsgrenze erreicht und erkranken infolge der kräftezehrenden Einflüsse, denen sie täglich ausgesetzt sind. Nicht umsonst zählen Herz-Kreislauf-Erkrankungen zu den sogenannten Zivilisationskrankheiten.

Da wir den negativen Einflüssen unserer Umwelt nur schwer ausweichen können, ist es von größter Bedeutung, wie wir mit den gegebenen Belastungen umgehen. Wenn wir unsere Gesundheit durch falsche Ernährung, Genuß- und Aufputschmittel, ungenügende Entspannung, wenig Schlaf und mangelnde Bewegung zusätzlich untergraben, müssen wir uns im klaren sein, daß das auf Dauer nicht gutgehen kann. Diese Risikofaktoren führen letztendlich dazu, daß die körpereigenen Abwehrkräfte und die seelische Belastbarkeit entscheidend geschwächt werden. Deshalb sollten wir gesundheitlich bedenkliche Einflüsse so weit wie möglich vermeiden.

So bleiben Sie vital und leistungsfähig

- Sorgen Sie für eine ausgewogene Ernährung mit ballaststoffreicher Mischkost.
- Schränken Sie Ihren Salz- und auch Zuckerkonsum ein.
- Verzichten Sie weitgehend auf Fast food und tierische Fette, die einen hohen Anteil an gesättigten Fettsäuren aufweisen. Verwenden Sie statt dessen Nahrungsmittel mit mehrfach ungesättigten Fettsäuren, wie Pflanzenmargarine und kaltgepreßte Öle.
- Nehmen Sie weniger tierisches Eiweiß (Fleisch, Wurst) zu sich.
- Meiden Sie ungewohnte, extreme körperliche Anstrengungen. Trainieren Sie Ihren Körper Ihrem Alter und Ihren Belastungsgrenzen entsprechend.
- Vermeiden Sie länger anhaltende Streßfaktoren. Lernen Sie eine Entspannungsmethode, zum Beispiel Autogenes Training, Yoga oder Progressive Muskelrelaxation.
- Gönnen Sie sich öfter Bewegung an der frischen Luft.
- Verzichten Sie auf Alkohol und Nikotin.
- Achten Sie auf Ihr Gewicht.

Zuviel Streß ist ungesund

Streß ist nach wie vor einer der Hauptrisikofaktoren für Herz-Kreislauf-Erkrankungen. Ein gewisses Maß an Streß wirkt durchaus leistungsfördernd und aktivierend. Dieser sogenannte EUSTRESS ist notwendig, um unseren Organismus in bestimmten Situationen zu Höchstleistungen anzuregen. Doch wenn der Streß zur anhaltenden Belastung, zum DISSTRESS wird, kann dies zu erheblichen gesundheitlichen Problemen führen.

Streß kann durchaus förderlich sein, solange er ein bestimmtes Maß nicht überschreitet.

Es gibt Menschen, denen Streß gar nichts ausmacht, die unter Bedingungen, unter denen andere längst überfordert sind, erst richtig aufblühen. Sie brauchen ständige Aktivität, und Müßiggang ist für sie vertane Zeit. Andere Menschen benötigen ein überschaubares Aufgabengebiet und festgesetzte Regeln in ihrem Tagesablauf. Sobald etwas den gewohnten Rhythmus ins Wanken bringt, sind sie krankmachenden Stressoren ausgesetzt.

Körperliche Folgen von Streß

Die Wirkung der Streßfaktoren beruht auf der Freisetzung von Streßhormonen, beispielsweise das in der Nebenrinde produzierte Adrenalin, die über das Blut zu den Organen transportiert werden. Sie versetzen den Organismus in ständige Alarmbereitschaft, so als würde sich der Körper auf einen Angriff oder eine Flucht vorbereiten müssen. In der Folge aktivieren die Streßhormone den Herzschlag und beschleunigen die Atmung. Dabei nimmt der Sauerstoffbedarf des Herzens zu, der Blutdruck und die Blutfettwerte steigen an. Wenn diese permanente Anspannung und anhaltende Überbelastung der Organe nicht abgebaut werden kann, sind Krankheiten wie Magengeschwüre, Rheumatismus, Depressionen, Herz-Kreislauf-Störungen oder Ohrgeräusche (Tinnitus) geradezu vorprogrammiert.

Streß setzt Hormone frei, die den Körper in ständiger Anspannung halten.

Für den Abbau von Streß ist es wichtig, seine persönliche Belastungsgrenze real einzuschätzen und sich nicht an den Maßstäben der Umgebung zu orientieren. Sonst gerät man schnell in einen Teufelskreis, indem man versucht, dem Streß mit »Nervennahrung« zu begegnen. Der Kaffeekonsum steigt, Schokolade und andere Süßigkeiten

Streß ist ein Hauptrisikofaktor für Herzerkrankungen.

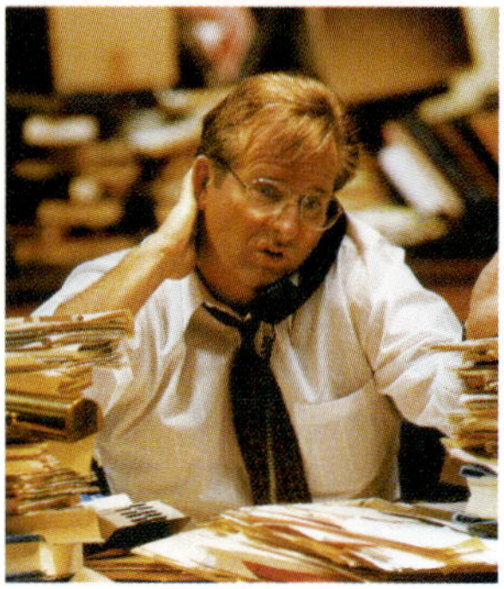

gaukeln dem Organismus kurzfristig Glücksgefühl, Vitalität und Fitneß vor. Wenn dann noch Zigaretten und Alkohol hinzukommen, ist das auf Dauer Gift für das Herz – ebenso wie für die Leber oder das Gehirn. Außerdem steigt das Risiko für eine Verkalkung der Gefäße (Arteriosklerose), wodurch das Herz wiederum maßgeblich beeinträchtigt wird.

Wie kann man Streßsituationen erkennen?

Stehen Prüfungen bevor? Planen Sie eine geschäftliche Neuorientierung? Belasten Sie Arbeitslosigkeit oder die Frage nach der Rente? Haben Sie finanzielle Sorgen, Sterbefälle in der Familie? Sind bestehende Herzkrankheiten der Auslöser?

Wie schätzen Sie Ihre Situation am Arbeitsplatz ein? Neigen Sie dazu, Aufgaben zu übernehmen und sich Herausforderungen zu stellen, die über das erträgliche Maß hinausreichen? Haben sich Veränderungen in der Arbeitszeit oder in Ihrem Aufgabengebiet ergeben? Haben Sie innerhalb der Familie Rückhalt, Zuspruch? Haben Sie den Wohnort oder die Arbeitsstelle gewechselt?

Viele belastende Faktoren kann man noch hinzuzählen, die längerfristig den Organismus schädigen können. Wenn das Leben nur noch anstrengend erscheint und sich durch Überforderung Herzklopfen, Gereiztheit, Nervenstörungen und andere Beschwerden einstellen, wird es höchste Zeit zu handeln.

Wie kann man Streßsituationen vermeiden?

Kommen mehrere Streßfaktoren zusammen und wirken Sie längerfristig auf den Körper ein, ist die Gesundheit in Gefahr.

Alle streßauslösenden Faktoren sind unspezifische Einwirkungen der Umgebung. Dabei spielt es letztlich keine Rolle, ob die Wirkung auf den Organismus positiv oder negativ ist. Alle emotionalen Reaktionen wie Ärger, Verzweiflung, Wut oder auch Freude und Liebe haben ebenfalls körperliche und seelische Reaktionen zur Folge. Wir haben das alle schon erlebt, wenn wir beispielsweise vor Glück oder Furcht Herzklopfen bekamen. Erst die Summe und die Permanenz der Streßfaktoren machen krank!

So kann Ihnen Streß nichts anhaben!

1. **Setzen Sie Prioritäten.**
   Allem und jedem können Sie nicht gerecht werden. Alles können Sie nicht auf einmal schaffen – müssen Sie auch nicht. Sie müssen sich jedoch über Ihre realen Möglichkeiten und Grenzen Gedanken machen.

2. **Gehen Sie den Dingen auf den Grund.**
   Rekonstruieren Sie Ihren Tagesablauf. Entdecken Sie, was Sie am meisten streßt. Nehmen Sie am besten Papier und Stift zur Hand und schreiben Sie auf, was Sie kränkt, verletzt, stört, nervt oder ärgert. Überlegen Sie dann, wo die konkreten Ursachen dafür liegen und wie Sie dies ändern oder vermeiden könnten.

3. **Setzen Sie Ihre guten Vorsätze auch um.**
   Es nützt nichts, nur zu wissen, daß man an seinen Gewohnheiten etwas ändern sollte. Die guten Vorsätze halbherzig anzugehen oder sich selbst etwas vorzumachen, weil Veränderungen unbequem sind, hilft auch nicht weiter. Wenn Sie bereit sind, auch Dinge anzugehen, die Sie lieber weit von sich schieben würden, ist schon viel geschafft.

4. **Teilen Sie sich Ihre Zeit genau ein!**
   Sie können beruflichen und privaten Streß mit einem sorgfältigen Zeitmanagement erheblich reduzieren. Sie werden an sich selbst – ebenso wie an Ihren Mitmenschen – spüren, daß sich mit Gelassenheit viele Abläufe ökonomischer gestalten lassen, ohne daß die Produktivität Ihrer Arbeit darunter leidet.

Ein Tagebuch hilft Ihnen, Streßursachen zu erkennen und zu vermeiden.

Wie können Herz-Kreislauf-Kranke Streß bewältigen?

Sicher braucht es Zeit, um von einem angespannten zu einem entspannten Lebensstil zu finden. Doch die Gesundheit sollte es Ihnen wert sein, Ihr Verhalten umzustellen. Entwickeln Sie für sich eine Strategie, wie Sie Ihren persönlichen Streß vermindern können:

- Richten Sie Ihr Leben so ein, daß weder Freud noch Leid die Reizschwelle überstrapazieren. Wer sich klar macht, daß das Leben nicht nur aus einer Kette positiver Ereignisse bestehen kann, akzeptiert auch unangenehme Dinge, ohne dabei zu resignieren.
- Beginnen Sie mit einfachen kurzfristig umsetzbaren Veränderungen, Ihr Leben positiver zu gestalten. Machen Sie es sich zur Gewohnheit, vor dem Zubettgehen eine Tasse Weißdorntee (Rezepte siehe Seite 67 ff.) zu trinken.
- Sorgen Sie für ausreichend Bewegung. Wählen Sie dabei Aktivitäten, an denen Sie auch Spaß haben. Wenn Sie noch nie gerne schwimmen gingen, dann rücken Sie Ihrem Streß lieber mit Spaziergängen zu Leibe, die Sie nach und nach weiter ausdehnen.
- Ausdauersportarten wie Radfahren, Walking (schnelles Gehen) oder Skilanglauf sind ideal, um Streßreaktionen zu vermindern und den Körper in kleinen Schritten wieder aufzubauen.
- Wenn Sie zugleich die Leistungsfähigkeit Ihres Herzens verbessern wollen, beginnen Sie ganz langsam mit dem sportlichen Training, auch wenn Sie sich durch Einnahme herzstärkender Medikamente oder nach einer Operation viel besser fühlen. Ihr Herz, aber auch Bänder, Muskeln und Sehnen müssen sich auf die neuen Beanspruchungen einstellen.

Suchen Sie sich eine Sportart, die Ihnen Spaß macht, und beginnen Sie ganz langsam mit dem Training.

Entspannen Sie sich!

Wichtig für ein gesundes Herz und das gesamte Wohlbefinden ist das richtige Verhältnis von Anspannung und Entspannung. Gerade wer beruflich oder privat starkem Streß ausgesetzt ist und daher mit dem Risiko einer Herzerkrankung lebt, sollte deshalb eine Entspannungstechnik erlernen, um sich immer wieder vom krankmachenden Druck frei zu machen.

Entspannung mit System

- **Autogenes Training,** eine konzentrative Entspannungstechnik, ist eine ausgezeichnete Methode, Streß auszugleichen, Spannungen abzubauen und zu sich selbst zu finden. Der Organismus stellt im tiefen Zustand der Entspannung keine Energie bereit, wie es bei Streßreaktionen der Fall ist. Im Gegenteil: Er nimmt sogar Energie auf und speichert sie. Während einer Entspannungsphase arbeitet das Herz-Kreislauf-System sparsam, und die Pulsfrequenz sinkt. Gleichzeitig wirkt sich die Entspannung günstig auf Blutdruck und Cholesterinspiegel aus, da nur wenig Fette und Zucker im Blut gelöst werden. Viele ehemalige Raucher berichten zudem, daß das autogene Training ihnen in der Entwöhnungsphase geholfen habe.
- Die **progressive Muskelrelaxation** löst durch Anspannen und Entspannen bestimmter Muskelgruppen Spannungszustände. Sie ist leicht zu erlernen und erfordert etwas weniger Übung als das autogene Training.
- Ebenso dienen diverse **Atemübungen** der Regeneration. Ruhiges, entspanntes Atmen führt dem Organismus Sauerstoff und neue Energie zu. Atemtechniken können Sie überall zwischendurch anwenden: im Büro, bei der Hausarbeit, ja sogar während einer Autofahrt.
- Imagination oder **Visualisierungsübungen** dienen dazu, sich geistig oder bildhaft etwas vorzustellen, um sich von der Außenwelt zu lösen und den Blick nach innen zu richten. Indem man bewußt den realen Zustand auflöst, in dem man gerade verharrt, kann man bildhaft zu noch nicht verarbeiteten Erlebnissen vordringen. Im Zuge der Übung betrachtet man diese Bilder, die meist auf unbewußte Konflikte hinweisen, und arbeitet sie auf. Erst wenn wir akzeptieren, daß jede Erkrankung auch ein Hilferuf unserer Seele ist, ist eine ganzheitliche Heilung möglich.

Unbeeinflußbare Risikofaktoren

Nutzen Sie die Möglichkeit einer Herz-Kreislauf-Vorsorgeuntersuchung! Sie ist für alle Mitglieder der gesetzlicher Krankenkassen ab dem 35. Lebensjahr kostenlos.

Sie wissen nun, wie Sie selbst einer Herzerkrankung vorbeugen können, welche Risiken Sie meiden sollten und wie Sie Ihr Herz so lange wie möglich gesund erhalten können. Manche Gefahren für das Herz lassen sich jedoch nicht ohne weiteres beeinflussen.

Dazu gehört zum Beispiel der natürliche Alterungsprozeß, den wir nur begrenzt steuern können. Auch genetisch kann das Herz belastet sein: Wenn bei Großeltern, Eltern, Geschwistern oder anderen nahen Verwandten Angina pectoris, Herzinsuffizienz oder ein plötzlicher Herztod vor dem sechzigsten Lebensjahr vorgekommen sind, sollten Sie besondere Vorsicht walten lassen.

Ein höheres Herzinfarkt-Risiko bedingen auch die zu den Blutfetten zählenden Triglyceride in Zusammenhang mit niedrigen HDL-Werten. Höhere Triglyceridwerte ergeben sich unter anderem bei erblichen Störungen des Fettstoffwechsels (Hypertriglyceridämie), Nierenerkrankungen, Fettsucht oder Diabetes mellitus. Als riskant gelten zu hohe Cholesterinwerte (Hypercholesterinämie; siehe auch Seite 33 ff.). Patienten, deren Organismus erblich bedingt zuviel Cholesterin bildet, wird der Arzt Medikamente zur Senkung des Cholesterinspiegels verordnen. Faser- und Quellstoffe in der Nahrung, beispielsweise Pektine, können den Cholesterinwert zusätzlich senken. Gerade wenn ererbte Risiken das Herz bedrohen, ist rechtzeitige Vorsorge besonders wichtig: Achten Sie in diesem Fall auf eine gesunde Lebensführung und lassen Sie sich regelmäßig von Ihrem Arzt untersuchen.

Gesteigerte Blutgerinnung

Ein erhöhter Fibrinogenwert kann zu Arteriosklerose führen.

Neueste Studien aus Framingham sowie die deutsche Procam-Studie weisen darauf hin, daß ein erhöhter Wert des Blutgerinnungsfaktors Fibrinogen als Risikofaktor für die Entstehung der Arteriosklerose anzusehen ist. Hohe Fibrinogenwerte treten oft in Zusammenhang mit anderen Risikofaktoren wie hohem LDL-Cholesterinspiegel, Diabetes mellitus, Fettsucht, Menopause, Bluthochdruck und Rauchen auf. Ein erhöhter Wert dieses Gerinnungsfaktors begünstigt die Entstehung thrombotischer Prozesse. Thrombosen wiederum, die auch Herzrhythmusstörungen bei Vorhofflimmern und andere Herzerkrankungen mitverursachen, spielen auch bei der Entwicklung der Arteriosklerose eine bedeutende Rolle. Deshalb sollte besonders bei koronaren Herzkrankheiten, Darmentzündungen oder nach Gefäßverschlüssen der Fibrinogenspiegel kontrolliert werden.

Klimastreß

Zu den unbeeinflußbaren Risiken im weitesten Sinne gehört auch der sogenannte Klimastreß. Die Wissenschaft belegt, daß etwa jeder dritte Deutsche auf Klimareize reagiert, ab dem 65. Lebensjahr sogar mehr als zwei Drittel aller Bundesbürger. Dieselben Studien ergaben außerdem, daß 88 Prozent aller Herzinfarkte bei Tiefdruckeinfluß auftreten. Praktisch jeder Mensch reagiert auf klimatische Einflüsse, doch die meisten von uns spüren davon nichts. Unser Organismus ist in der Lage, sich jedem Wetterwechsel selbsttätig anzupassen. Das ist notwendig, damit beispielsweise die Körpertemperatur von 37 °C gewahrt bleibt, auch wenn die Außentemperatur extrem sinkt. Bei starker Hitze hingegen muß das Drüsensystem rasch auf Sparflamme schalten, um die Hormonproduktion zu verlangsamen.

Jeder dritte Deutsche reagiert mit Beschwerden auf bestimmte Klimareize.

Bei einem gesunden Menschen funktioniert dieser körpereigene Regelmechanismus einwandfrei: Das Wetter kann ihm nicht viel anhaben. Wer jedoch krank ist oder unter regelmäßigem Streß steht, wird mit den Wettereinflüssen erheblich schlechter fertig. Medizinmeteorologen unterscheiden daher Wetterfühligkeit und Wetterempfindlichkeit des Menschen. Wetterfühlige Personen reagieren lediglich mit Befindlichkeitsstörungen wie Gereiztheit, Kopfschmerzen, Schlaf- und Konzentrationsstörungen auf atmosphärische Reize. Bei wetterempfindlichen Menschen, die zum Beispiel an Asthma, Rheuma oder Herz-Kreislauf-Beschwerden leiden, können sich die Beschwerden bei Wetterumschwüngen erheblich verstärken. Doch im Grunde ist die Dynamik des Wetters nicht die Ursache der Erkrankungen. Die Beschwerden weisen nur darauf hin, daß der Körper nicht in der Lage ist, Umweltreize zu kompensieren.

Wetterfühligkeit kann sich in Kopfschmerzen, Gereiztheit oder Schlafstörungen äußern.

Nahrung für ein gesundes Herz

Falsche Ernährung ist ein Hauptrisikofaktor für Herz-Kreislauf-Erkrankungen.

Trotz ihrer Vorzüge können Weißdornpräparate nicht alle Sünden ausgleichen. Damit Ihr Herz vital und leistungsstark bleibt, sollten Sie versuchen, möglichst viele Risikofaktoren auszuschalten, denn die Gefahr ist um so größer, je mehr Risikofaktoren zusammenkommen. Seit längerem ist bekannt, daß eine falsche oder einseitige Ernährung das Auftreten von Herz-Kreislauf-Erkrankungen fördert, eine ausgewogene und vernünftig zusammengestellte Ernährung die Gefahr hingegen verringert.

Wenn Sie beispielsweise zu den Menschen gehören, die ständig unter Zeitdruck stehen, gehetzt und angespannt sind, nehmen Sie sich vermutlich auch selten die Zeit, um in Ruhe zu essen oder sich gesund zu ernähren. Fehlerhafte Ernährung zieht aber nicht selten Durchblutungsstörungen des Herzmuskels, koronare Herzkrankheiten und Arteriosklerose nach sich. Insgesamt stellt sie in unserer Gesellschaft einen der wesentlichsten Risikofaktoren für Herz-Kreislauf-Erkrankungen dar.

Wie wichtig ist eine gesunde Ernährung?

Zur Arteriosklerose kommt es, wenn sich Blutfette und Eiweißstoffe an den Wänden der Arterien ablagern.

Der Körper kann sich nur aus dem Material aufbauen, das wir ihm mit der Nahrung zur Verfügung stellen. Trotzdem ist den wenigsten Menschen bewußt, daß bei gesundheitlichen Störungen die Ernährungsgewohnheiten eine entscheidende Rolle spielen. So kann es durch eine fehlerhafte Ernährung in den Arterien und besonders an den Wänden der Herzkranzgefäße zu Ablagerungen kommen. Sie bestehen überwiegend aus Eiweißstoffen und verschiedenen Blutfetten, wie Triglyceriden oder Cholesterin. Im Volksmund nennt man diese Ablagerungen »Verkalkung«, und in der Medizin werden sie als Arteriosklerose bezeichnet. Wenn diese Fett- und Kalkablagerungen zu einer Einengung führen und die Durchblutung des Herzens beeinträchtigen, spricht man von koronarer Herzkrankheit.

Solche Einengungen vermindern die Blutzufuhr und somit die lebensnotwendige Sauerstoffversorgung der Herzmuskelzellen. Der Sauerstoffmangel kann erhebliche Schmerzen verursachen, die mit Stechen, Brennen und einem Druck- oder Engegefühl einhergehen. Der Schmerz kann bis in Arme, Rücken, Oberbauch oder Unterkiefer ausstrahlen.

Wird das Herz nicht mehr ausreichend versorgt, können erhebliche Schmerzen im Brust-, Bauchraum und Rücken auftreten.

Wenn das Herz seinen Aufgaben nicht mehr ausreichend nachkommen kann, wirkt sich das auch auf andere Organsysteme aus. Die Nieren, die den Wasser- und Salzhaushalt des Körpers steuern, versuchen beispielsweise, den vermeintlichen Mangel an Blutflüssigkeit auszugleichen; dadurch bleiben Wasser und Salze vermehrt im Körper zurück, die sich dann in Form von Ödemen bemerkbar machen können. Durch die Zunahme des Flüssigkeitsvolumens und den durch die Salze bedingten Blutdruckanstieg wird das Herz noch stärker belastet und in seiner Funktion geschwächt.

Vorsicht: Herzinfarkt!

Besonders kritisch wird es für den Betroffenen, wenn ein Ast der Herzkranzarterien durch ein Blutgerinnsel völlig verschlossen wird und dadurch der von ihm zu versorgende Herzmuskelbereich abstirbt.
Häufig ist an dem Verschluß der Herzkranzarterie ein Blutgerinnsel beteiligt, das sich an der durch Arteriosklerose aufgerauhten Oberfläche absetzt und dadurch den Blutfluß blockiert. Dann kommt es zum lebensbedrohlichen Extremfall, dem Herzinfarkt.

Die Küche der Mittelmeerländer mit ihrem großen Anteil an Gemüse ist für Herzpatienten sehr gesund.

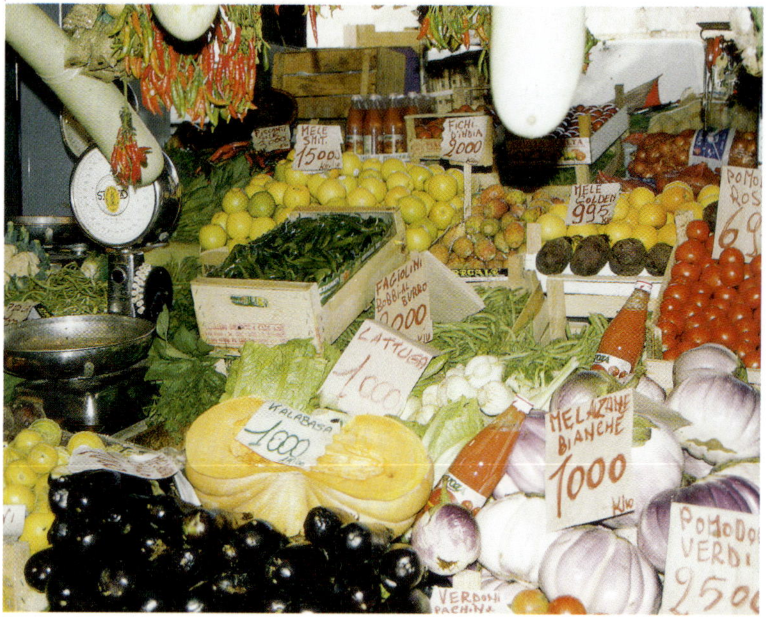

Mittelmeerküche – die gesunde Alternative

Der Grundsatz »Vorbeugen ist besser als heilen« läßt sich leichter umsetzen, wenn man die Gefahren für das Herz kennt. Nur so ist es möglich, Risikofaktoren auf Dauer zu vermeiden.

Was die Ernährung angeht, so fällt es vielen schwer, ihre (falschen) Gewohnheiten aufzugeben. Die Art, wie wir uns ernähren, die Zubereitung und Zusammenstellung der Nahrung sind schließlich auch Teil unserer Kultur und Ausdruck unserer Lebensphilosophie. Das macht Veränderungen nicht gerade einfach. »Essen wie bei Muttern« gilt immer noch als Qualitätsmerkmal und zeigt, daß Eß- oder auch Trinkgewohnheiten häufig bis in die Kindheit zurückreichen. Warum sollte man auf einmal all das ändern, was früher als gut und gesund galt?

Ernährungsbedingte Erkrankungen sind in Südeuropa wesentlich seltener.

Epidemiologen haben festgestellt, daß die Kost der Mittelmeerländer eine ideale Voraussetzung für eine hohe Lebenserwartung darstellt. Ernährungsbedingte Erkrankungen kommen in diesen Ländern wesentlich seltener vor als in Mitteleuropa.

Entlasten Sie Ihr Herz mit der Mittelmeerkost

Verzehren Sie viel Obst und viel rohes Gemüse, beispielsweise in Form von Salaten, die in den Mittelmeerländern Bestandteil jeder Hauptmahlzeit sind. In frischem Gemüse und in jeder Frucht sind viele Vitamine, Spurenelemente, Mineralien und Ballaststoffe enthalten, die für unsere Gesundheit von entscheidender Bedeutung sind. Außerdem ist die Mittelmeerküche reich an kaltgepreßten Pflanzenölen mit hochwertigen ungesättigten Fettsäuren, enthält den cholesterinsenkenden Knoblauch und den – in Maßen genossen – herzstärkenden Rotwein.

Wenn Ihnen Ihr Arzt geraten hat, Ihre Ernährung umzustellen, und Sie dabei in Konflikt zwischen Gewohnheit und Notwendigkeit stehen, bieten sich Kochkurse an. Spezielle Diäten für Herzpatienten oder Gerichte aus der Vollwertküche werden auch in Volkshochschulkursen angeboten. Sie können sich auch bei Ihrer Krankenkasse nach individuellen Ernährungsberatungen erkundigen. Beginnen Sie langsam mit der Umstellung und essen Sie hin und wieder in einem Vollwertrestaurant, um auf den Geschmack dieser Kost zu kommen.

Die Volkshochschulen bieten Kochkurse über spezielle Herzdiäten an.

Vielleicht macht es Ihnen auch Freude, die eine oder andere der hier vorgestellten »Weißdornleckereien« auszuprobieren (siehe Seite 81 ff.). Die Mühe lohnt sich, denn solche köstlichen Kraftpakete kann man nicht im Laden kaufen.

Dem Rotwein auf der Spur

Wissenschaftlichen Untersuchungen zufolge gelten ein bis zwei Gläser Rotwein täglich als gute Vorbeugung gegen Herz-Kreislauf-Erkrankungen. Das muß schon Julius Cäsar geahnt haben, denn als er mit seinen Soldaten die Alpen überquerte, führte er einige tausend Fässer Rotwein mit sich. Unter Androhung der Prügelstrafe wurde jeder Legionär verpflichtet, täglich einen halben Liter Wein zu trinken. Jetzt können sich die Liebhaber des edlen Tropfens so recht

Vorsicht: Zuviel Wein schadet dem Körper mehr, als er nützt.

freuen, wissen sie doch, daß sie über den Genußwert hinaus auch ihrer Gesundheit Gutes tun.

Ein Glas Wein pro Tag kann Herzinfarkt und Schlaganfall vorbeugen.

Die Forschungsergebnisse besagen, daß die Weinreben antioxidative Substanzen bilden, die sie benötigen, um sich selbst vor Pilzbefall oder zu starker UV- Strahlung zu schützen. Ebenso wie in den Reben befinden sich diese Substanzen auch in den blau-roten Trauben. Wenn sie in den menschlichen Körper gelangen, sollen sie dort eine ähnliche Wirkung entwickeln wie die antioxidativen Vitamine A, C und E.

Ein mäßiger Genuß von Rotwein kann einen positiven Einfluß auf die Blutfette (HDL-Cholesterin) nehmen und Schlaganfällen oder Herzinfarkt vorbeugen.

Inhaltsstoffe der Nahrung und ihre Bedeutung für Herz-Kreislauf-Erkrankungen

»Die ganze Welt ist eine Apotheke.
Unsere Lebensmittel sollen unsere Heilmittel und
unsere Heilmittel sollen unsere Lebensmittel sein.«
Paracelsus

Achten Sie darauf, mit der Nahrung genügend Vitalstoffe aufzunehmen.

Dieser Spruch hat heute noch Gültigkeit, denn eine ausgewogene Ernährung mit allen Vitalstoffen wie Vitaminen und Mineralien liefert dem Körper alles, was er braucht. Um ernährungsbedingte Risikofaktoren für Herz-Kreislauf-Erkrankungen auszuschließen, ist es wichtig, gewisse Nahrungsmittel zu reduzieren oder unter Umständen ganz zu vermeiden.

Eiweiß

Eiweiß (Protein) setzt sich aus verschiedenen Bausteinen (Aminosäuren) zusammen, die der Körper in Magen und Dünndarm aufschließt. Eiweiß bildet das Grundgerüst aller Zellen und ist entscheidend für viele Stoffwechselvorgänge, jedoch ist nicht jedes Protein für die Ernährung gleich wertvoll.

Biologisch hochwertiges Eiweiß

Die höchste biologische Wertigkeit besitzen Proteine, die dem Körpereiweiß am ähnlichsten sind; man spricht hier auch von vollwertigen Eiweißarten. Lieferanten von hochwertigem Eiweiß sind beispielsweise Seefisch, Hülsenfrüchte, Getreide, Kartoffeln, Joghurt, Quark und Sojaprodukte wie Tofu.

Pflanzliche Lebensmittel, vor allem Obst und Gemüse, enthalten acht essentielle, das heißt lebensnotwendige Aminosäuren, die der Organismus nicht selbst herstellen kann: Isoleucin, Leucin, Lysin, Methionin, Phenylalanin, Threonin, Tryptophan und Valin. Obwohl ein Erwachsener täglich nur 0,8 g Eiweiß pro Kilogramm Körpergewicht benötigt, ist es für unseren Organismus lebenswichtig. Bei anhaltender eiweißarmer Ernährung bleibt dem Körper nichts anderes übrig, als sein eigenes Eiweiß abzubauen, um die notwendige Energie für die Stoffwechselleistungen zu gewinnen.

Vorsicht vor tierischem Eiweiß

Wird dem Körper regelmäßig zuviel tierisches Eiweiß zugeführt, kann es zu einer Überlastung des Blutes (Hyperproteinämie) kommen. In der Folge können sowohl der Cholesterin- wie auch der Harnsäuregehalt im Blut ansteigen; dann wird die überschüssige Harnsäure in den Gelenken (Gicht) abgelagert.

Für sich allein stellt ein erhöhter Harnsäurespiegel noch keine Gefahr für Herzerkrankungen dar. Doch in Kombination mit anderen Risikofaktoren kann sich das schnell ändern. Bei Bluthochdruckpatienten mit erhöhten Harnsäurewerten ist das Risiko für eine koronare Herzerkrankung dreimal so hoch, und bei Patienten, die an Gicht leiden, ist die Herzinfarktrate deutlich erhöht.

Ernährungstips

- **Decken Sie Ihren Eiweißbedarf überwiegend aus pflanzlicher Kost, reduzieren Sie tierisches Eiweiß wie Fleisch, Wurst oder Käse.**
- **Kombinieren Sie 100 g Fleisch mit 400 bis 500 g Gemüse oder Obst, damit das Säure-Basen-Gleichgewicht gewahrt bleibt.**
- **Legen Sie jede Woche ein bis zwei fleischlose Tage ein.**

Fett

Pflanzenöle enthalten mehrfach ungesättigte Fettsäuren.

Fett ist nicht gleich Fett: Nach Herkunft und chemischem Aufbau wird zwischen tierischen und pflanzlichen Fetten unterschieden. Pflanzenöle und reine Pflanzenmargarinen enthalten die besonders wertvollen mehrfach ungesättigten Fettsäuren. Sie werden im Körper schnell umgesetzt, dienen als Zündstoff beim Fettstoffwechsel in der Leber und sind wichtig für die Zellatmung. In tierischen Fetten finden sich vorwiegend gesättigte Fettsäuren, die im Stoffwechsel nur schwer umgesetzt werden. Sie führen oftmals zu unerwünschten Fettablagerungen im Unterhautgewebe – Grundlage für Übergewicht und Fettsucht.

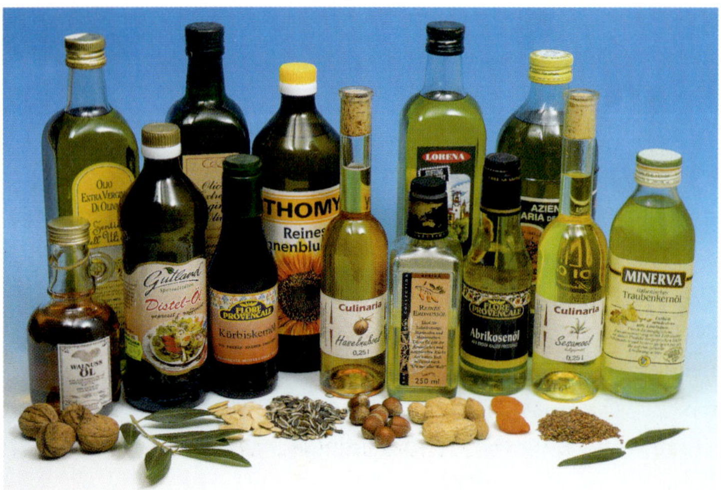

Ein Gramm Fett liefert 9,3 kcal oder 38 kJ; der tägliche Energiebedarf sollte höchstens zu 30 Prozent aus Fett gedeckt werden. Ein Erwachsener benötigt etwa 50 bis 80 g Fett pro Tag; in Deutschland essen wir hingegen durchschnittlich 140 g Fett pro

Tag, vorwiegend in Form von Butter, Fleisch, Wurst oder Käse. In bezug auf Herzerkrankungen kommt der Reduzierung von Fett und tierischem Eiweiß entscheidende Bedeutung zu.

Bevorzugen Sie hochwertige Pflanzenöle

Die hochungesättigten Fettsäuren, allen voran die Linolsäure, kann der Körper nicht selbst aufbauen; sie müssen deshalb mit der Nahrung aufgenommen werden. Am besten eignen sich dafür kaltgepreßte Öle, zum Beispiel Maiskeim-, Oliven-, Distel- und Sonnenblumenöl (siehe auch Foto auf Seite 32). Sie liefern dem Organismus lebensnotwendige Bausteine und halten den Stoffwechsel in Gang. Außerdem enthalten kaltgepreßte Öle kein Cholesterin und eignen sich daher zur Vorbeugung und Behandlung von erhöhtem Cholesterin- und Blutfettspiegel.

Cholesterin

Cholesterin ist wie Lecithin ein lebensnotwendiger Stoff, der im Körper selbst hergestellt wird. Es ist ein wichtiger Bestandteil der Zellmembran und reguliert die Aufnahme von Stoffen in die Zellen. Ferner ist Cholesterin für die Bildung von bestimmten Hormonen, Vitamin D und Gallensäuren verantwortlich, die wiederum für die Fettverdauung erforderlich sind. Zusätzlich wird Cholesterin über die Nahrung aufgenommen, hauptsächlich aus tierischen Fetten wie Wurst, Fleisch, Butter und Eiern. Der gesunde Organismus ist normalerweise in der Lage, die körpereigene Produktion zu reduzieren, sobald ihm zuviel Cholesterin mit der Nahrung zugeführt wird. Geschieht dies nicht, ist der Stoffwechsel bereits gestört.

Cholesterin wird im Körper produziert, aber auch mit der Nahrung aufgenommen.

Als Durchschnittswert gilt eine Cholesterinkonzentration von 200 Milligramm pro Deziliter Blut. Werte über 250 weisen auf ein erhöhtes Gesundheitsrisiko hin.

Cholesterin ist nicht gleich Cholesterin

Damit das Cholesterin im Blut transportiert werden kann, ist es an eine Eiweißhülle gebunden; diese Kombination nennt man Lipoprotein. Es gibt zwei Arten:

- **LDL-Lipoproteine (LDL = Low Density Lipoproteins) mit geringer Dichte; bei einem Überangebot lagern sie das Cholesterin in den Gefäßwänden ab. Diese werden mit der Zeit hart und spröde, es kommt zu Arteriosklerose.**
- **HDL-Lipoproteine (HDL = High Density Lipoproteins) mit hoher Dichte; sie nehmen Cholesterin aus den Gefäßwänden auf und transportieren es zur Leber, wo es abgebaut wird.**

Bevor Sie sich nun besorgt Ihr Blutbild aus der Laboranalyse anschauen, achten Sie auf die Werte des »schlechten« LDL-Cholesterins bzw. auf den Gesamtcholesterinwert, das heißt das Verhältnis von LDL- zu HDL-Cholesterin:

Blutwerte	normal	grenzwertig	bedenklich
Gesamtcholesterin	bis 200	250	mehr als 250
LDL-Wert	bis 135	140 – 160	mehr als 170
HDL-Wert	ab 45	35 – 45	unter 35
LDL/HDL-Quotient	unter 3	3 – 4	über 4

HDL-Cholesterin schützt die Blutgefäße vor Arteriosklerose.

HDL-Cholesterin hat noch andere sinnvolle Aufgaben in unserem Körper. Es schützt die Blutgefäße, stärkt die Nerven und stimuliert das Sexualverhalten und die Hormonproduktion. Um einem Mangel vorzubeugen, müssen Sie selbst aktiv werden: Ernähren Sie sich vitalstoffreich und reduzieren Sie die Risikofaktoren Übergewicht, Nikotin, Alkohol und Streß. Sie müssen deshalb nicht auf alles verzichten, was schmeckt. Wichtiger ist es, den Verbrauch belastender Nahrungsmittel einzuschränken.

Nahrungsmittel mit hohem Cholesteringehalt

- **Fleisch und Wurst: sichtbares Fett, Innereien**
- **Fett/Öl: Speise- und Tafelöl, Margarine mit gehärteten Fetten, feste Fette wie Schmalz und Kokosfett, Mayonnaise**
- **Fische/Meeresfrüchte: Muscheln, Krabben, Schnecken, Aal, Kaviar, Austern**
- **Obst/Gemüse: Pommes frites, Chips, Kartoffelpuffer**
- **Süßes: Pralinen, Schokolade, Eiscreme**
- **Milch/Milchprodukte: Schlagsahne, Crème fraîche, Käsesorten mit mehr als 40 % Fett i. d. Tr., Sahnequark**
- **Getreide: süße und pikante Gebäcke, Müsli mit Zucker, Blätterteig**
- **Getränke: Limonade, Cola, alkoholische Getränke, Milchmixgetränke**

Kohlenhydrate

Kohlenhydrate bestehen aus Kohlenstoff, Wasserstoff und Sauerstoff. Sie werden in Einfachzucker wie Fruktose und Glukose, in Zweifachzucker wie Milchzucker, Rohr- und Rübenzucker, oder in Vielfachzucker wie Zellulose, Pektin und Stärke unterteilt. Für unsere Ernährung sind Pektin und Stärke besonders wichtig. Um typischen Zivilisationserkrankungen wie Übergewicht, Arteriosklerose, Bluthochdruck oder Gicht vorzubeugen, sollten Sie Produkte aus einfachen Kohlenhydraten weitgehend vermeiden. Dazu gehören beispielsweise Weißmehl, Schokolade, Weißzucker und Limonaden. Diese Nahrungsmittel enthalten außerdem keine Faserstoffe und nur wenig Vitamine, Mineralstoffe und Spurenelemente.

Nicht verbrauchte Kohlenhydrate werden vom Körper in Fett umgesetzt und in Fettdepots eingelagert.

Ballaststoffe

Zivilisationsbedingte Krankheiten wie Übergewicht, Dickdarmerkrankungen, Verstopfung, erhöhte Blutfettwerte und Störungen im Herz-Kreislauf-System nehmen vor allem deswegen zu, weil die

Ballaststoffe quellen im Darm und fördern die Verdauung.

meisten Menschen zu wenig Ballaststoffe (Faserstoffe) mit der Nahrung aufnehmen. Wichtige Ballaststoffe sind beispielsweise Pflanzenfasern wie Zellulose, die vom Körper nicht verwertet werden, aber dank ihres Quellvermögens eine reibungslose Verdauung garantieren. Sie sorgen dafür, daß der Darm rasch entleert wird und Fäulnisprodukte, die sonst aus dem Darm in den Kreislauf gelangen könnten, schneller ausgeschieden werden. Oft gehen solche Selbstvergiftungen des Organismus lange Zeit unbemerkt vonstatten, oder Beschwerden wie Kopfschmerzen, Gelenkschmerzen, Müdigkeit, Depressionen und Herz-Kreislauf-Beschwerden werden nicht damit in Verbindung gebracht. Dabei ist längst bekannt, daß anhaltende Fehlernährung den Darm übermäßig belastet und in der Folge den gesamten Stoffwechsel des Körpers schädigen kann.

Ballaststoffe fördern die Gesundheit

Ballaststoffreiche Mahlzeiten verringern das Risiko eines Herzinfarktes und tragen zur Senkung des Cholesterinspiegels bei. Besonders das Pektin der Äpfel und Beerenfrüchte, die Haferkleie und Faserstoffe aus Hülsenfrüchten haben einen cholesterinsenkenden Effekt. Eine Ballaststoffration von wenigstens 30 Gramm pro Tag kann bereits vielen ernährungsbedingten Krankheiten vorbeugen.

Mineralstoffe

Mineralien wie Natrium, Kalium, Kalzium, Magnesium, Phosphor sind lebensnotwendige Bestandteile unserer Nahrung. Jede lebende Zelle braucht Mineralien, um ihre Aufgabe zu erfüllen. Als zentraler Bestandteil vieler Enzyme sind sie für die Verwertung sämtlicher Nährstoffe notwendig. Außerdem tragen sie entscheidend zur Energiegewinnung und zum Aufbau und Abbau von Körpersubstanz bei. Je nachdem, in welchen Mengen die Mineralien benötigt werden, unterscheidet man zwischen Mengen- und Spurenelementen. Zu den Mengenelementen gehören beispielsweise Kalzium, Phosphor, Kalium, Natrium und Magnesium, während Eisen, Zink, Kupfer, Selen, Mangan, Jod, Chrom, Kobalt und Fluor zu den Spurenelementen zählen.

Salz

Kochsalz besteht aus Natrium und Chlorid. Wird es ständig im Übermaß zugeführt, kann es zur Entstehung von Bluthochdruck beitragen. Wenn die Blutgefäße bereits geschädigt sind, der Blutdruck erhöht ist oder Störungen im Fettstoffwechsel auftreten, ist eine spezielle Diät mit einer reduzierten Natriumzufuhr erforderlich. Dabei ist vor allem auf die versteckten Salze zu achten.

Verwenden Sie anstelle von Salz lieber Gewürze und Kräuter, um Ihre Gerichte zu verfeinern.

Vorsicht vor verstecktem Natrium

Natriumchlorid wird zur Konservierung vieler Lebensmittel, beispielsweise von Wurst und Käse, verwendet. Natriumglutamat dient als Geschmacksverstärker und wird häufig Soßen, Suppen und anderen Fertiggerichten zugesetzt. Ebenso enthalten viele Mineralwässer erhebliche Mengen an Natrium. Pro 100 g Ware können in Schmelzkäse 1,2 g, in Brotwaren 0,4 g oder in Salzheringen 6 g Natrium enthalten sein. Mit 100 g Hering nehmen Sie 15 g Salz (= 6 g Natrium) zu sich. Für einen Bluthochdruckkranken wäre das die fünffache Menge dessen, was er täglich verbrauchen dürfte (3 g Kochsalz = 1,5 g Natrium).

Der Einfluß erhöhter Salz- bzw. Natriummengen wirkt sich ungünstig auf unser Kreislaufsystem aus. Es wird verstärkt Wasser im Gewebe gespeichert, wodurch sich die Blutmenge erhöht und das Herz stärker belastet wird. Natrium kann sich an den Gefäßwänden ablagern und die kleinen Blutgefäße verengen. Dadurch kann der Blutdruck plötzlich stark ansteigen – das Risiko für einen Herzinfarkt nimmt zu.

Lebensqualität trotz Herzerkrankung

Wenn ein lebenswichtiges Organ wie das Herz krank wird, ist die Gesundheit meistens mehrfach beeinträchtigt. Gleichzeitig stellen sich dem Patienten viele Fragen: Was darf, ja was sollte er tun? Was ist künftig verboten? Wie soll es weitergehen?

Auch nach einem Infarkt oder einer Operation am Herzen sollten Betroffene nicht resignieren oder sich in zusätzliche Ängste hineinsteigern. Sie müssen zwar ihre Lebensführung neu bedenken und manche liebgewordenen Gewohnheiten ändern, doch dann haben sie die Aussicht auf hohe Lebensqualität. Auch ein nicht mehr ganz gesundes Herz hat noch viele Kraftreserven. Haben Sie ein wenig Geduld mit ihm und gestehen Sie ihm die notwendige Zeit zur Regeneration zu. Wichtig ist es, die Risiken (siehe Seite 50), die zur Herzerkrankung geführt haben, zu erkennen und abzubauen. Damit unterstützen Sie die ärztliche Therapie und schaffen die Voraussetzung dafür, daß Ihr Herz wieder gesund wird.

Bauen Sie die Risikofaktoren ab, die zur Herzerkrankung geführt haben.

Bei seelischen Problemen und Krisen sollten Sie sich nicht scheuen, die professionelle Hilfe psychologisch geschulter Menschen anzunehmen. Jeder kann in Situationen kommen, in denen er Rat und Beistand braucht. Wichtiger als die Frage, was andere von Ihnen denken, ist die Sorge um Ihre Gesundheit: Sie sollte Ihnen zuallererst am Herzen liegen.

Unterstützung in Selbsthilfegruppen

Falls es in Ihrer Umgebung eine Selbsthilfegruppe gibt, die sich mit Ihrem Krankheitsbild beschäftigt, sollten Sie sich ihr anschließen. Die Gemeinschaft solch einer Gruppe kann Ihnen helfen, sich mit

Ihrer Erkrankung zu arrangieren. Sie haben die Gelegenheit, untereinander Erfahrungen auszutauschen, und versuchen dann gemeinsam, eventuelle Hindernisse zu überwinden. Außerdem wird es Ihnen helfen zu erfahren, daß Sie mit Ihren Befürchtungen und Ängsten nicht allein sind.

In der Selbsthilfegruppe können Sie von der Erfahrung Ihrer Mitpatienten profitieren.

Freilich ist es zunächst nicht ganz einfach zuzugeben, daß man unsicher ist, mit Ängsten kämpft und um Hilfe bittet. Es hat sich aber gezeigt, daß gerade die Überwindung zu diesem Schritt, auf andere zuzugehen, um über die eigenen Sorgen und Schwierigkeiten zu sprechen, die existentielle Bedrohung der Erkrankung vermindert und das Vertrauen in die körpereigene Anpassungsfähigkeit stärkt.

Trainieren Sie Ihr Herz!

Die alte Regel, daß Herzpatienten sich nicht zuviel zumuten sollten, bedeutet nicht, daß Sie sich nun rigoros schonen müßten. Sprechen Sie mit Ihrem Arzt: Er wird Sie gut beraten und – falls Ihre Erkrankung das zuläßt – ermutigen, mit zustands- und altersgerechtem Training zu beginnen. Dabei sollten Sie niemals an Ihre Grenzen gehen. Anstrengen, aber nicht überanstrengen, heißt in diesem Fall die Devise. Ganz auf die Möglichkeiten und Bedürfnisse von Herzpatienten abgestimmt ist das Programm von Reha-Trainings- oder Koronarsportgruppen, über die Ihre Krankenkasse Sie informieren kann. Besonders am Anfang eines jeden ungewohnten herzstabilisierenden Trainings ist es empfehlenswert, den Körper unter medizinischer Anleitung kontinuierlich und ohne Leistungsdruck wieder aufzubauen. Vergleichen Sie sich dabei nicht mit anderen Patienten mit derselben Diagnose: Jeder menschliche Organismus reagiert individuell!

Das Training in einer Koronarsportgruppe ist auf die Bedürfnisse der Herzpatienten abgestimmt.

Welche Sportarten für Sie in Frage kommen, hängt zum einen von der Grunderkrankung ab, zum anderen aber auch davon, ob Sie vor Ihrer Herzerkrankung sportlich aktiv waren. Diese Fragen klären viele Kliniken mit Hilfe der Schwimmtelemetrie, eines EKGs (Elektrokardiogramm), das während des Schwimmens aufgezeich-

Ausdauersportarten wie Schwimmen helfen Herzkranken, fit zu bleiben.

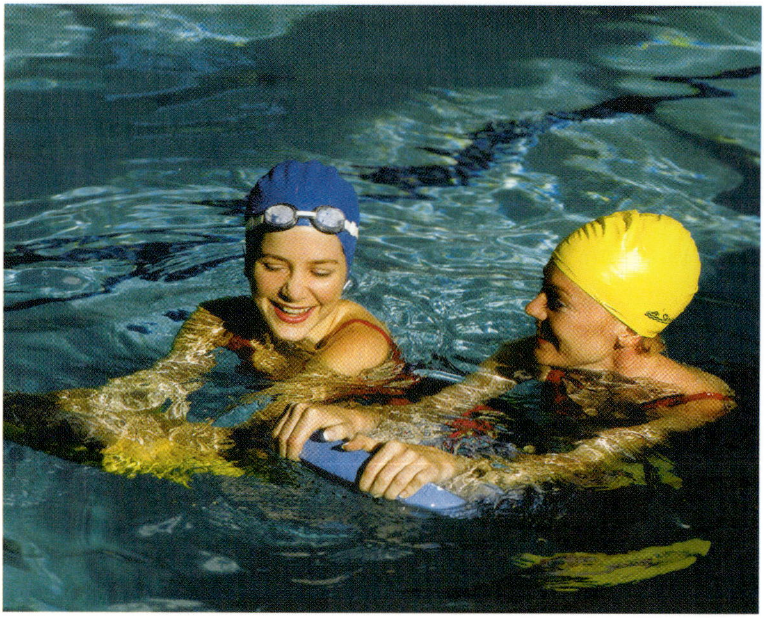

net wird. Wenn die Untersuchungsergebnisse zufriedenstellend ausfallen und keine schweren Herzrhythmusstörungen mehr auftreten, wird Ihnen der Arzt vermutlich das Schwimmen und ähnliche Sportarten erlauben.

Gezieltes Training stärkt das Vertrauen in die Leistungsfähigkeit des eigenen Körpers.

Nicht zu unterschätzen sind die seelischen Auswirkungen einer Bewegungstherapie. Viele Übungen machen einfach Spaß, und gerade bei der Bewegung in freier Natur kehren Optimismus und Lebensfreude zurück. So legt sich allmählich die Angst, bei alltäglichen Belastungen erneut Herzstörungen zu erleiden. Durch gezieltes Training wächst das Vertrauen in den eigenen Körper, und der Patient lernt, seine Möglichkeiten und Grenzen allmählich wieder richtig einzuschätzen. Diese Grenzen sind keineswegs starr und können sich im Laufe des Trainings ausdehnen. Mit der Zeit werden Sie immer mehr Vertrauen in Ihre körperliche Leistungsfähigkeit gewinnen. Arzt, Physiologe oder Krankengymnast werden auf Ihr persönliches Krankheitsbild eingehen und anhand von Blutdruck- und Pulskontrolle Ihr spezielles Übungsprogramm erstellen.

Der Weißdorn in der Medizin

Historischer Überblick

Schon in der Antike war der Weißdorn als Heilpflanze bekannt. Berühmte Ärzte wie Dioskurides oder Plinius verordneten die Früchte gegen Brustfellentzündungen, Milzleiden, Nierensteine, Menstruationsbeschwerden oder Ruhr. Auch die Kelten kannten und schätzten den Weißdorn als Lebenselixier und nutzten seine Früchte, Blätter oder Blüten auf vielfältige Weise. Leider ist dieses alte Volkswissen im Laufe der Jahrhunderte verschollen, so daß wir die Anwendungen aus jener Zeit heute nicht mehr rekonstruieren können.

Bereits in der Antike und bei den Kelten fand der Weißdorn als Heilmittel Verwendung.

Hildegard von Bingen, die große Mystikerin und Heilkundige des Hochmittelalters, sprach dem Weißdorn keine außergewöhnlichen heilenden Eigenschaften zu. In ihrer *Physika* schrieb sie, der Weißdorn verfüge weder über die rechte Kälte noch über die rechte Wärme, so daß weder sein Saft noch seine Frucht dem Menschen dienlich seien. Allerdings ist nicht ganz klar, ob die heilige Hildegard von dem uns bekannten Weißdorn sprach oder ob vom sogenannten »Agenbaum« die Rede war.

Als äußerst heilsam schätzte hingegen der Arzt und Botaniker Hieronymus Bock (1498 – 1554) in seinem *New Kreutterbuch* den Weißdorn ein. Unter anderem wandte er ihn gegen Leibschmerzen sowie äußerlich zur Entfernung von Splittern aus der Haut an. Bocks Zeitgenosse Paracelsus (1493 – 1541) schließlich brachte den Weißdorn mit dem Herzen in Verbindung. Nach seiner Signaturenlehre weisen Farbe, Gestalt oder »Tugenden« eines jeden Krauts auf seine Verwendbarkeit hin.

Paracelsus ordnete den Weißdorn als erster dem Herzen zu.

Deshalb ordnete er den Weißdorn mit seinen entfernt herzförmigen Blättern und den blutroten Früchten dem menschlichen Herzen zu.

Weißdorn wirkt indirekt gegen Wasseransammlungen im Gewebe, indem er die Herzleistung stärkt.

Die traditionelle Anwendung von Weißdorn bei Wasseransammlungen im Gewebe, im Bauchraum und in der Lunge ist heute wissenschaftlich erklärt. Oft beruhen Ödeme nämlich auf einer zu schwachen Herzleistung, die durch Weißdorn erheblich verbessert werden kann. Dabei wirken Stoffe aus der Gruppe der Flavonoide, denen eine leicht harntreibende Wirkung nachgesagt wird. Sie verbessern durch die verstärkte Wasserausscheidung zugleich die Leistungsfähigkeit des Herzens.

Durch die Literatur belegt ist ferner, daß der Weißdorn in der Vergangenheit gegen Lungenerkrankungen, Zahnfleischentzündungen, ja sogar gegen Gebärmutterleiden angewandt wurde, bis schließlich vor rund 100 Jahren ein irischer Arzt namens Green herausfand, daß die Pflanze als Heilmittel für Herz und Kreislauf besonders geeignet ist.

Inzwischen hat eine ganze Reihe wissenschaftlicher Studien die Wirksamkeit des Weißdorns nachgewiesen. Im Jahr 1990 ernannte das Bundesgesundheitsministerium den Weißdorn zur Arzneipflanze des Jahres. Damit nimmt er nun den ihm gebührenden Platz unter den Heilpflanzen der Schulmedizin ein, den er in der Volksheilkunde längst hatte.

Blüten, Früchte, Blätter

Drogenbezeichnung nach dem Deutschen Arzneimittelbuch:

- **Weißdornblüten = Crataegi flos**
- **Weißdornfrüchte = Crataegi fructus**
- **Weißdornblätter = Crataegi folium**
- **Weißdornblätter und -blüten gemischt = Crataegi folium cum flore**

Inhaltsstoffe des Weißdorns

Flavonoide gehören zu den wirksamsten Bestandteilen des Weißdorns.

Als die wirksamsten Bestandteile des Weißdorns werden die Flavonoide und die oligomeren Procyanidine angesehen. Obwohl die Gesamtheit seiner ineinandergreifenden Wirkstoffe seinen Heilwert ausmachen, ergaben fundierte Studien, daß die Flavonoide den myokardialen Stoffwechsel beeinflussen und die letzteren den koronaren Durchfluß begünstigen. Flavonoide werden vom lateinischen *flavus* = gelb abgeleitet. Heute sind etwa 2000 verschiedene Flavonoide bekannt, die unter anderem gefäßabdichtend und harntreibend wirken und Herz und Kreislauf positiv beeinflussen. Diese Eigenschaften finden sich auch beim Weißdorn. Dabei sind vor allem Flavonoide wie Hyperosid, Quercetin und Vitexinrhamnosid, Vitexin oder Rutin von Bedeutung. Wird Weißdorn als Heilpflanze gehandelt, so schreiben die Bestimmungen nach DAB 9 einen Mindestgehalt an Flavonoiden von 0,7 Prozent vor, wobei der tatsächliche Wert in der Regel bei 1 bis 1,2 Prozent liegt.

Der Weißdorn und seine Eigenschaften

- **beruhigend**
- **herzstärkend**
- **kräftigend**
- **blutdruck-regulierend**
- **entkrampfend**
- **kreislauffördernd**

Daneben enthält der Weißdorn biogene Amine, Katechin-Gerbstoffe, Aesculin, Ursol-Oleanolsäure, Crataegussäure, ätherisches Öl, Bitterstoffe, Pektin, die Vitamine B und C, Purinderivate und Saponine.

Weißdorn als Fertigarzneimittel

Der Eingriffelige Weißdorn *(Crataegus monogyna Jacquin)* und der Zweigriffelige Weißdorn *(Crataegus laevigata)* gehören zu den pharmakologisch am besten untersuchten und belegten Phytotherapeutika. Auf dem Markt sind rund 100 verschiedene Medikamente, die Auszüge aus dem Weißdorn ausschließlich oder in Kombination

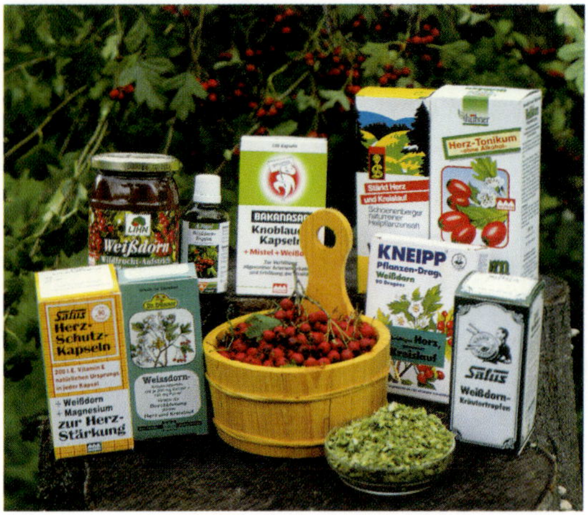

mit anderen Wirkstoffen enthalten. Darunter sind beispielsweise Blätter und Blüten für Teeaufgüsse sowie Pflanzensäfte, etwa der Preßsaft aus den Weißdornfrüchten, aber auch Fertigarzneien etwa gegen Arteriosklerose, deren wichtigster Bestandteil Weißdorn in Verbindung mit anderen Inhaltsstoffen ist. Solche Kombinationen sind durchaus sinnvoll, weil dadurch der verzögerte Wirkungseintritt des Weißdorns umgangen werden kann (siehe auch Seite 51).

Heilmittel mit Weißdorn

- **Weißdorn als getrocknete Droge für Tees**
- **Weißdornblätter, -blüten oder -früchte in Form von Dragees, Kapseln, Tropfen, Film- und Kräutertabletten**
- **Tinktur**
- **Extrakt**
- **Injektionslösungen**
- **Kombinationspräparate mit anderen Wirkstoffen**

Weißdorn bei Herzinsuffizienz

Die New York Heart Association hat die unterschiedlichen Schweregrade der Herzinsuffizienz in vier Stufen eingeteilt:

Schweregrade der Herzinsuffizienz

- Im Stadium I nimmt der Patient Beschwerden noch nicht bewußt wahr.
- In Stadium II verspürt der Patient bei stärkerer körperlicher Anstrengung Beschwerden.
- In Stadium III zeigen sich schon bei leichter körperlicher Belastung Beschwerden.
- In Stadium IV hat der Patient auch in Ruhe Beschwerden.

Weißdornpräparate eignen sich zur Behandlung der beiden leichteren Stadien, wie das mittlerweile aufgelöste Bundesgesundheitsamt (BGA) urteilte. Die Kommission E des BGA empfahl Weißdorn bei nachlassender Leistungsfähigkeit des Herzens, Druck und Beklemmungsgefühl in der Herzgegend bei noch nicht digitalisbedürftigem Altersherz und bei leichten Formen von bradykarden Herzrhythmusstörungen (= langsame Herzschlagfolge).

Offizielle Anwendungsgebiete für Weißdorn

Folgende Anwendungsgebiete für Weißdornpräparate sind medizinisch offiziell anerkannt:

- **Nachlassende Leistungsfähigkeit des Herzens mit ihren Anfangsstadien wie Herzschwäche (Herzinsuffizienz).**
- **Degenerationserscheinungen am Herzmuskel sowie sklerotische Veränderungen der Herzkranzgefäße.**
- **Engegefühl in der Brust, Beklemmungen und Druck in der Herzgegend als Warnsignale des Körpers, die für Anzeichen oder leichte Formen von Angina pectoris typisch sind.**
- **Das noch nicht digitalisbedürftige Altersherz.**
- **Leichte Formen von Herzrhythmusstörungen.**
- **Zur Nachbehandlung bei Herzinfarkten auch in Verbindung mit Digitalispräparaten.**

In der Regel wird Weißdorn nicht bei akuten oder lebensbedrohlichen Erkrankungen eingesetzt. Doch auch leichte Herzbeschwerden sollten stets ernst genommen werden, weil sie Vorboten schwererer Erkrankungen sein können. In solchen Fällen ist es sinnvoll, auf die erhaltende, schützende und kräftigende Wirkung des Weißdorns zu setzen.

Bei schweren Herzerkrankungen werden die zwar hochgiftigen, jedoch akut äußerst wirksamen Digitalis- und Strophanthinpräparate eingesetzt. Digitalis wird aus Fingerhut gewonnen, während Strophanthin aus den Samen tropischer Lianengewächse stammt.

Selbstmedikation mit Weißdorn

Weißdornpräparate sind frei von unerwünschten Nebenwirkungen.

Weißdornpräparate greifen nicht radikal in den Stoffwechsel ein, sondern müssen über einen längeren Zeitraum eingenommen werden, damit sie wirksam sind. Daher ist es gut zu wissen, daß sie keinerlei unerwünschte Begleiterscheinungen aufweisen. Natürlich ersetzt die Eigenbehandlung mit Weißdorn nicht den Arztbesuch, Sie können jedoch mit dieser sanften Medizin jede Therapie unterstützen.

Verbesserung der Herztätigkeit

Der Weißdorn hat wesentlich mehr heilsame Vorzüge zu bieten, als auf den ersten Blick ersichtlich wird – daran haben auch seine begleitenden Inhaltsstoffe einen wesentlichen Anteil. Zum Beispiel wird die Herzleistung durch Flavonoide oder das Glykosid Oxyacanthin gesteigert: Die Durchblutung des Herzmuskels nimmt zu, und das Herz reagiert unempfindlicher auf körperliche Anstrengung und den daraus resultierenden Sauerstoffmangel.

Da mit der verbesserten Durchblutung auch der Herzrhythmus stabiler wird, lindern sich auch Beschwerden, die man als bradykardiale Rhythmusstörung bezeichnet. Diese krankhafte Verlangsamung des Herzschlages beeinträchtigt die gesamte Leistungsfähigkeit und somit auch das Wohlgefühl des Körpers. Organe, Muskeln oder das Gehirn erhalten nicht mehr genügend Blut, das für ihre Versorgung notwendig ist.

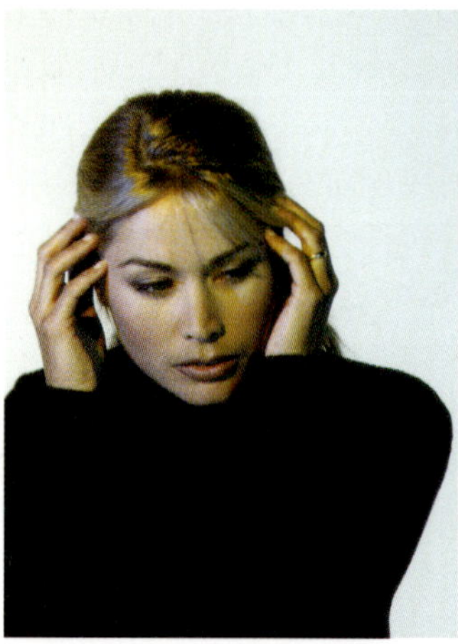

Sobald der Herzrhythmus wieder stabil ist, bessern sich auch lästige Kopfschmerzen.

Weißdornpräparate nehmen indirekt auch Einfluß auf den Mineralhaushalt des Herzens und verbessern ebenso die Ernährung der Muskelzellen und deren Fähigkeit sich zusammenzuziehen. Sobald sich der Herzrhythmus stabilisiert und das Herz wieder im Takt schlägt, lindern sich zumeist auch jene Beschwerden, die auf den ersten Blick gar nicht mit Herz-

Kreislauf-Problemen in Verbindung gebracht wurden: Kopfschmerzen, Atemnot, Schlafstörungen, rasche Ermüdbarkeit, Beschwerden in der Menopause, Durchblutungsstörungen des Gehirns sowie Erscheinungen des Alterns, die das allgemeine Wohlbefinden beeinträchtigen.

Unterstützung der Rekonvaleszenz

Die Heilkraft des Weißdorns kommt auch nach schweren Infektionskrankheiten zum Tragen. Während einer Infektion oder im Anschluß daran kann es nämlich zu Schädigungen des Herzmuskels kommen. Da diese Schäden meist lange Zeit unentdeckt bleiben, empfiehlt es sich, die Leistungskraft des Herzmuskels mit Weißdornpräparaten zu stärken.

Vorbeugung von Degenerationserscheinungen

Altersbedingte Degenerationserscheinungen am Herzmuskel und sklerotische Veränderungen der Herzkranzgefäße mit mangelhafter Durchblutung sind Beschwerden, unter denen zumeist ältere Menschen leiden. Zunehmend werden aber auch jüngere Menschen, die ständig überlastet sind, davon in Mitleidenschaft gezogen. Auch bei ihnen können bereits ähnliche Abnutzungserscheinungen wie nervöse Störungen, Schwindel oder Kreislaufschwäche bei seelischer oder körperlicher Beanspruchung spürbar werden. Weißdornpräparate eignen sich gut, um die Versorgung der Herzkranzgefäße bei Arteriosklerose zu verbessern. Beispielsweise dichtet Rutin die verhärteten, brüchig gewordenen Gefäßwände ab und lindert gleichzeitig viele Begleiterscheinungen, die damit in Zusammenhang stehen.

Weißdornpräparate verbessern die Versorgung des Herzens mit Mineralien und lindern Beschwerden, die durch Arteriosklerose hervorgerufen werden.

Weißdorntee oder Weißdorntinkturen sind ausgezeichnete Mittel, um die Leistungen des Herzens zu unterstützen und Abnützungserscheinungen vorzubeugen. Dank der vermehrten Durchblutung des Gehirns wird sich auch die Leistungskraft des Gedächnisses wieder einstellen und die Konzentrationsfähigkeit wieder zunehmen. In diesem Zusamenhang kommen die Weißdorninhaltsstoffe auch Menschen zugute, die aufgrund einer Herz-Kreislauf-Schwäche an quälenden Kopfschmerzen leiden.

Beseitigung von Unruhe und seelischen Spannungen

Bei innerer Unruhe und Beklemmung helfen Weißdorntees, -tinkturen und -bäder.

Innere Unruhe und Nervenschwäche gehen oft mit Angstgefühlen, Herzklopfen, Herzstichen, Beklemmungen, Schwindel oder Schlaflosigkeit einher. Auch wenn die Betroffenen sich nicht in akuter Gefahr befinden, ziehen diese Beschwerden doch mitunter größere Probleme nach sich. Sobald anhaltende innere Spannungen oder seelische Konflikte zu Angstzuständen führen oder das Lebensgefühl beeinträchtigen, können Weißdorntees, -tinkturen oder -bäder sehr hilfreich sein.

Das ist besonders zu Anfang der Beschwerden zu empfehlen, damit sich die daraus resultierenden Herzrhythmusstörungen, Herzklopfen oder Atembeschwerden nicht im körperlich-seelischen Bereich manifestieren können. Ebenso helfen Weißdornpräparate auch Menschen, die nachts nicht zur Ruhe kommen, übernervös sind und unter Erschöpfungszuständen und/oder Kreislaufbeschwerden leiden.

Wirksame Hilfe bei Phobien

Bei besonders intensiven Angstzuständen, die an bestimmte Objekte oder Situationen gebunden sind, spricht der Arzt von Phobien. Neben Gespächstherapien und Entspannungsübungen wie Autogenes Training sind Weißdornpräparate und auch gemischte Kräutertees (siehe Seite 71) eine wertvolle Hilfe.

Wechseljahre

Frauen, die unter hormonellen Umstellungen während der Wechseljahre leiden, haben mit dem Weißdorn ein natürliches Therapeutikum zur Verfügung. Befindlichkeitsstörungen, die auch als »fliegende Hitze« oder Hitzewallungen mit Schweißausbrüchen bekannt sind, resultieren zumeist aus Unregelmäßigkeiten des Herz-Kreislauf-Systems. Viele Frauen greifen in dieser Lebensphase gern zu Weißdorntee, Weißdorntinkturen oder trinken täglich Teemischungen mit Weißdorn, um die Beschwerden zu verringern.

Bisher ist es noch unklar, wieso Herzerkrankungen bei Frauen nach den Wechseljahren statistisch zunehmen. Es wird angenommen, daß dies mit der Abnahme der Östrogenproduktion in der Menopause zusammenhängt. Ob eine Hormontherapie mit Östrogenen einen wirksamen Schutz vor Arteriosklerose und Herzinfarkt bietet, ist noch nicht endgültig bewiesen. Weißdorn kann hier zur Vorbeugung eingesetzt werden; außerdem bieten sich weitere Therapiemöglichkeiten an, um die Herz-Kreislauf-Tätigkeit zu regulieren, beispielsweise pflanzliche Präparate, die die Wechseljahresbeschwerden lindern (Traubensilberkerze, Nachtkerzenöl, Hopfen, Passionsblume, Mistel, Herzgespann, Salbei). Wichtig sind ferner seelische Ausgeglichenheit, eine gesunde Lebensführung und die richtige innere Einstellung zu diesem neuen Lebensabschnitt.

Weißdorn beugt der Gefahr eines Herzinfarkts nach der Menopause vor.

Bluthochdruck

Bluthochdruck (Hypertonie) hat in besorgniserregendem Maße zugenommen; in der Bundesrepublik leiden etwa 10 Millionen Menschen an dieser Krankheit. Die Symptome können unbemerkt bleiben oder in unterschiedlichen Beschwerden zum Ausdruck kommen: Schwindel, Herzklopfen, Herzdruck, Herzschmerzen, Kopfweh, Leistungsschwäche, Sehstörungen, auch Schlafstörungen oder ein gerötetes Gesicht können Bluthochdruck anzeigen. Je höher der Blutdruck steigt, desto mehr muß das Herz leisten. Da es

Bluthochdruck verursacht über lange Zeit keinerlei Beschwerden.

Welcher Blutdruck ist normal?

Der Blutdruck wird in zwei Werten angegeben. Der obere Wert (systolischer Blutdruck) ist der Druck, der in den Blutgefäßen herrscht, während das Herz pumpt; der untere Wert (diastolischer Blutdruck) ist der Druck in der Entspannungsphase des Herzens. Der obere Wert sollte nicht über 140 mmHg, der untere nicht über 90 mmHg liegen. Die Meßwerte (mmHg) zeigen die Kraft an, die einer 140 mm hohen Quecksilbersäule das Gleichgewicht hält.

aber aufgrund seiner Schwäche nicht mehr zu leisten vermag, ziehen sich die Blutgefäße zusammen und der Blutdruck steigt weiter in die Höhe. Die Arterien der Herzkranzgefäße, der Nieren- und Hirngefäße werden mit der Zeit überbeansprucht, und es kann zu Herzschwäche oder gar zu Herzversagen kommen.

Oxyacanthin stärkt die Herzkranzgefäße und erhöht die Leistungsfähigkeit des Herzens.

Das Weißdornglykosid Oxyacanthin stärkt die Herzkranzgefäße: Das Herz wird besser durchblutet und erhält mehr Sauerstoff. Obwohl der Blutdruck nicht direkt gesenkt wird, erhöhen die Wirkstoffe des Weißdorns die Leistungsfähigkeit des Herzens. Auf diese Weise nimmt der Weißdorn auch einen regulierenden Einfluß auf den Blutdruck und die Pulsfrequenz. Das kommt nicht nur den Herzkranzgefäßen, sondern allen Blutgefäßen des Körpers zugute und kräftigt auf unschädliche Weise das allgemeine Leistungsvermögen.

Bei erhöhtem Blutdruck bieten sich neben grundsätzlichen Maßnahmen wie Ernährungsumstellung auch viele Kombinationspräparate an; darüber sollte der Arzt entscheiden.

Risikofaktoren für Herz und Blutdruck

- Erbliche Veranlagung
- Stoffwechselstörungen
- Erhöhte Blutwerte (Fett, Zucker, Eiweiß)
- Erhöhung des Fibrinogenspiegels
- Erhöhte Harnsäurekonzentration
- Hoher Blutdruck
- Alkohol
- Rauchen
- Bewegungsmangel
- Physischer und psychischer Dauerstreß
- Chronische Infekte
- Falsche Ernährung
- Übergewicht

Therapie mit Langzeiteffekt

Sofern aus ärztlicher Sicht umfangreichere Therapien notwendig sind, bieten sich zur Ergänzung Weißdornpräparate an, da deren Einnahme andere Medikamente nicht in ihrer Wirksamkeit hemmt oder gar deren Wirkungen verändert. Ein weiterer Vorzug des Weißdorns besteht darin, daß er sehr schonend in den Stoffwechsel eingreift, das heißt, die Bestandteile des Weißdorns entfalten ihre Wirkung erst mit einer gewissen Einnahmedauer (Langzeiteffekt). Entsprechend sollte die Behandlungr mehrere Wochen oder intervallmäßig jeweils drei Monate andauern. Auch wenn Sie sich schon zu Anfang der Therapie besser fühlen, ist es wichtig, Weißdornpräparate nicht zu früh abzusetzen, sondern auch nach Abklingen der Beschwerden eine gewisse Zeit weiter einzunehmen.

Verlieren Sie nicht gleich den Mut, wenn die erwartete Wirkung anfangs noch auf sich warten läßt. Lassen Sie den Wirkstoffen des Weißdorns genug Zeit, um Ihre Gesundheit wieder herzustellen.

Sicher möchten Sie wissen, ab welchem Zeitraum Sie mit einer Linderung Ihrer Beschwerden rechnen können; doch pflanzliche Arzneien weisen nun einmal ihre Eigendynamik auf: Jeder Mensch reagiert darauf anders. Außerdem hängt die Wirkung des Weißdorns in erster Linie von der jeweiligen Grunderkrankung ab. Ganz allgemein läßt sich sagen, daß die Beschwerden in einem Zeitraum von bis zu sechs Wochen nachlassen sollten. Wenn sich bis dahin noch keine Veränderung der Beschwerden gezeigt hat, sollten Sie Ihren Arzt darüber informieren. Vielleicht sind dann andere Therapien oder Kombinationspräparate mit Weißdorn geeigneter.

Weißdorn in der Homöopathie

In der Homöopathie ist der Weißdorn als Mittel mit dem Namen Crataegus anerkannt und wird im allgemeinen in der Urtinktur verordnet. Die Urtinktur wird durch Verschütteln mit Alkohol oder Wasser (Tinktur) oder durch Verreiben mit Milchzucker in Form von kleinen Kügelchen (den Globuli) hergestellt. Die Urtinktur ist die am wenigsten verdünnte Ausgangsform eines Mittels und bildet die Grundlage für alle folgenden Potenzen. Die Potenzen werden mit dem Buchstaben D in Kombination mit einer Zahl angegeben. D3 bedeutet beispielsweise, daß das Mittel dreimal potenziert

Jeder Selbstmedikation sollte eine ärztliche Untersuchung mit sicherer Diagnose vorausgehen, denn hinter schlichten Beschwerden könnten sich ernste Erkrankungen verbergen.

wurde, jeweils im Verhältnis 1:10 (d = dezimal). Für flüssige Zubereitungsformen gilt die Crataegus-Urtinktur D6 als Ausgangsbasis, für Globuli kommen die Potenzen D1 bis D6 in Frage. Das Wort Potenz rührt von der Vorstellung her, daß die Energie oder Kraft, sozusagen die »Dynamis« des Mittels, zunimmt, während die Materie, der feste, stoffliche Bestandteil weiter abnimmt. Das bedeutet, daß die tatsächlich nachweisbaren Wirkstoffe der homöopathischen Mittel um so geringer werden, je höher die Potenzierungsstufe steigt.

Die homöopathische Lehre beruht darauf, »Ähnliches mit Ähnlichem zu heilen«. Das besagt, daß der Heilerfolg um so größer ist, je mehr die Wirkungsweise des Mittels mit dem Krankheitsbild übereinstimmt. Nach der homöopathischen Lehre sind Krankheiten Folge, nicht Ursache geistig-seelischer oder körperlicher Unausgewogenheiten. Der Begründer dieser Heilmethode, der Arzt Samuel Hahnemann (1755 – 1843), wollte damit nicht nur die Symptome einer Krankheit behandeln, sondern den Menschen ganzheitlich heilen.

Das Homöopathikum Crataegus wird zur Herzstärkung bei Erschöpfung, Durchblutungsstörungen des Herzmuskels, Herzbeklemmungen, Kurzatmigkeit, zur Beruhigung der Nerven oder zur Rekonvaleszenz eingesetzt. Je nach Potenzierung der Mittel, der Grunderkrankung und den Beschwerden werden 2 bis 5 Einnahmen pro Tag mit jeweils 5 bis 10 oder 20 Tropfen verordnet. Die genaue Dosierung bestimmt der Therapeut. Homöopathische Heilmittel können im allgemeinen mit allopathischen Medikamenten zusammen verordnet werden. Sie sollten jedoch nicht gemeinsam geschluckt werden. Nach Absprache mit dem Arzt könnte ein Mittel vor dem Essen, das andere nach dem Essen eingenommen werden.

Wenn Sie homöopathische Mittel zusammen mit anderen Medikamenten einnehmen, sollten Sie vorher Ihren Arzt fragen.

Bei Diabetes ist der normale Gebrauch homöopathischer Substanzen ebenfalls unbedenklich, da die minimale Menge an Alkohol oder Zucker in den Globuli unerheblich ist. Eine Tagesdosis (6 große Tabletten) von insgesamt 250 mg enthält etwa 600 mg Glukose.

Weißdorn in der Volksheilkunde

In der Volksmedizin wurde Weißdorn über Jahrhunderte von berühmten Ärzten der Antike bei den unterschiedlichsten Beschwerden wie Lungenkrankheiten, Ruhr, Nierensteinen und Koliken empfohlen. Überliefert sind auch Informationen über verschiedene Hausmittel mit Weißdorn, deren Wirksamkeit allerdings unterschiedlich beurteilt wird. Manche dieser Rezepte weisen auf die stopfende Wirkung der Weißdornfrüchte hin. Die Früchte wurden frisch geerntet, sogleich zu Mus gekocht und mit Zucker gemischt in Gläsern sterilisiert. Von diesem Weißdornmus nahm man bei Durchfall 2 bis 3 Eßlöffel bis zu 3 x täglich ein.

Ganz im Gegensatz dazu wurden die Früchte aber auch zur Verdauungsförderung eingesetzt. Vermutlich machte man sich dabei den Gehalt an Chlorogensäure, die die Darmbewegung fördert, zunutze. Allerdings beinhalten Weißdornbeeren nur einen sehr geringen Anteil dieses Wirkstoffes, so daß die Gesamtheit der Weißdorn-Inhaltsstoffe die Genesung unterstützen dürfte. Weißdornblüten wandte man außerdem bei schmerzhafter Menstruation mit starken Blutungen und Krämpfen an.

Weißdornessenzen wurden für den Hausgebrauch teilweise auch mit Obstessig anstelle von Alkohol hergestellt. Diese Zubereitungsform ist in mehrfacher Hinsicht sinnvoll, da auch Essigsäure durchblutungsfördernd oder verkalkungshemmend wirkt. Obstessig konserviert beinahe ebenso gut wie Alkohol und empfiehlt sich deshalb gerade bei Alkoholunverträglichkeit zur Extraktion.

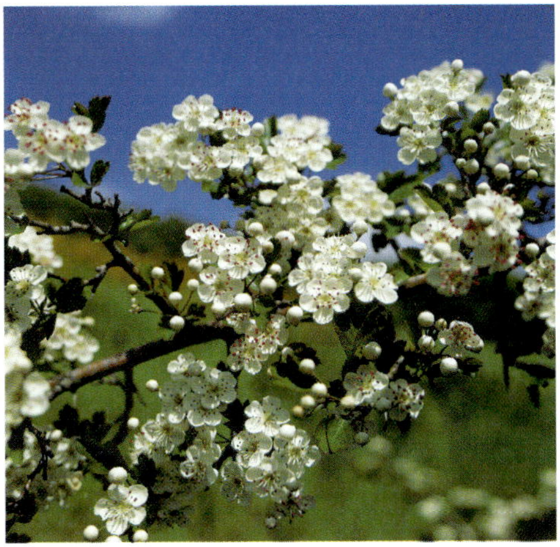

Weißdornblüten galten als wirksame Arznei gegen schmerzhafte Regelblutungen.

Weißdornpräparate selbst herstellen

Falls Ihr Arzt Ihnen Weißdornextrakte verordnet hat, richten Sie sich bei der Einnahme nach seinen Anweisungen.

Gerade bei leichteren Formen der Herzleistungsschwäche können pflanzliche Arzneimittel, besonders Weißdornpräparate, wirkungsvoll eingesetzt werden. Sie stärken den Herzmuskel, sorgen für eine bessere Durchblutung des Muskels und der Herzkranzgefäße und entlasten das Herz bei seiner Arbeit.

Einige Weißdornpräparate lassen sich im Haushalt ohne weiteres selbst herstellen. Halten Sie sich aber unbedingt genau an die Mengenangaben und Einnahmeregeln. Bedenken Sie: Viel hilft nicht unbedingt viel! Auch wenn Sie Weißdorn höher als angegeben dosieren, werden Sie deshalb nicht schneller gesund. Wichtiger ist die konstante Einnahme der Weißdornmittel über einen längeren Zeitraum. Lassen Sie den Wirkstoffen des Weißdorns Zeit, Ihnen zu helfen und unterstützen Sie den Organismus zusätzlich bei der Heilung.

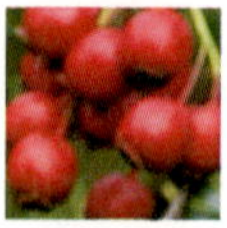

Weißdorntee

■ *2 – 3 EL getrocknete Blüten, evtl. mit Blättern gemischt*

▲ Die getrockneten, zerkleinerten Blüten und Blätter mit 1/2 l kochendem Wasser überbrühen, 10 Minuten ziehen lassen und dann abfiltern.

✚ Dieser Tee führt zur Entlastung des überbeanspruchten Herzens und hilft bei Herzbeschwerden jeden Alters. Von dem Tee trinken Sie 3 Tassen täglich, kurmäßig 3 – 4 Monate lang.

Weißdornfrüchtetee

3 – 4 EL Weißdornfrüchte

Die Früchte mit ½ l kaltem Wasser bedecken und über Nacht stehen lassen. Am anderen Morgen nur kurz erwärmen.

Der Weißdornfrüchtetee sollte wie der Tee aus Blüten und Blättern (siehe oben) kurmäßig angewendet werden. Er hat sich bei Schlaflosigkeit, Beklemmungen oder Atemnot bewährt.

Weißdorn-Gurgelwasser

20 g Weißdornfrüchte

Die Weißdornfrüchte etwas zerdrücken, mit 1 l Wasser kurz aufkochen und 15 Minuten ziehen lassen, anschließend abfiltern.

Weißdorn-Gurgelwasser kann bei Entzündungen im Mund mehrmals täglich zum Gurgeln verwendet werden.

Weißdornbad

1 kleine Handvoll Weißdornfrüchte
1 kleine Handvoll Weißdornblätter

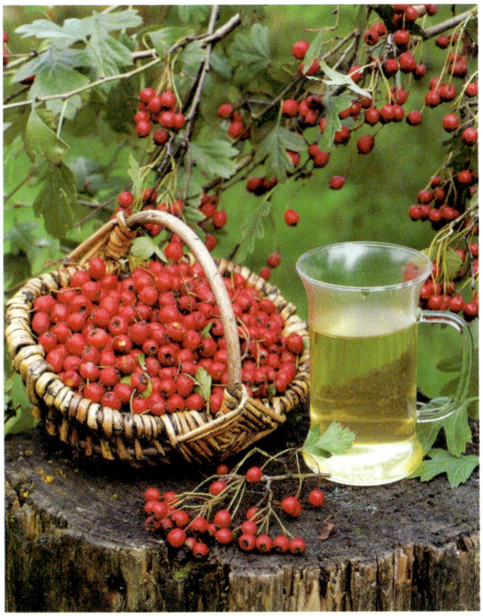

Die Weißdornfrüchte leicht zerdrücken und zusammen mit den Blättern in 2 l Wasser kurz aufkochen. 15 Minuten ziehen lassen. Den Auszug filtrieren und zum Badewasser geben.

Ein Weißdornbad fördert das gesamte Wohlbefinden. Wenden Sie es zur allgemeinen Stärkung, bei Herz-Kreislauf-Erkrankungen oder Streß an.

Baden Sie bei Herz-Kreislauf-Erkrankungen nur lauwarm und bleiben Sie mit dem Herzbereich über dem Wasserspiegel.

Weißdornblütenbad

- *2 – 3 Handvoll Weißdornblüten*
- Die Weißdornblüten mit 1 l kochendem Wasser übergießen und 15 Minuten ziehen lassen. Abfiltrieren und die Flüssigkeit dem Badewasser hinzufügen.
- Durch ein Weißdornblütenbad wird über das vegetative Nervensystem der gesamte Körper angesprochen. Das wirkt sich wohltuend auf die Herz-Kreislauf-Funktion, Nerven, Haut und alle Sinne aus.

Weißdorn-Frischpflanzensaft

- *2 EL frische Weißdornfrüchte*
- Die Weißdornfrüchte zu Brei zerdrücken und mit 4 EL Wasser vermengen. ½ Stunde durchziehen lassen, dann durch ein feines Sieb oder Tuch ablaufen lassen und den Brei zusätzlich auspressen.
- Dieser Frischpflanzensaft fördert die Herz-Kreislauf-Funktion. Sie können den Saft mit Wasser, Buttermilch oder Weißdorntee verdünnen. Nehmen Sie 3 x täglich 1 TL Saft ein.

Fertigen Weißdornfrischpflanzensaft erhalten Sie im Reformhaus oder in der Apotheke.

Selbst hergestellter Weißdornsaft ist nicht konserviert und hält sich daher auch im Kühlschrank nicht allzu lange. Deshalb ist es nicht sinnvoll, die Mengen in den Rezepten zu vervielfachen, da Sie den Saft innerhalb von zwei Tagen aufgebraucht haben sollten. Sie können für die Saftgewinnung auch einen haushaltsüblichen Entsafter verwenden, was sich allerdings bei diesen minimalen Mengen kaum rentiert.

Wenn die Sammelsaison frischer Beeren vorüber ist, können Sie für die Saftgewinnung auch getrocknete Beeren verwenden. Zerkleinern Sie die Beeren (am besten im Blitzhacker), und geben Sie etwa die doppelte Menge Wasser hinzu.

Hausmittel für alle Fälle

Weißdorn wird auch von der Volksheilkundigen Maria Treben als probates Therapeutikum empfohlen. Weißdornessenz, Tee oder Kaltauszug können Sie selbst herstellen.

Weißdornessenz nach Maria Treben

Weißdornfrüchte und -blüten zu gleichen Teilen
1 l Kornbranntwein (mindestens 38 % Alkohol)

Geben Sie Früchte und Blüten in eine weithalsige Flasche und übergießen Sie alles mit Kornbranntwein, so daß alle Pflanzenteile bedeckt sind. Lassen Sie die Flasche gut zwei Wochen in einem warmen Raum stehen. Ab und zu schütteln. Anschließend filtrieren Sie die Flüssigkeit und nehmen die Essenz tropfenweise ein.

Kaltauszug nach Maria Treben

Weißdornfrüchte, -blüten und -blätter zu gleichen Teilen

Mischen Sie Früchte, Blüten und Blätter gut. Zum Gebrauch übergießen Sie 1 EL der Mischung mit 1 Tasse kaltem Wasser. Den Ansatz lassen Sie 12 Stunden stehen und filtrieren ihn dann ab. Am besten lassen Sie den ersten Ansatz über Nacht ziehen und setzen den nächsten an, sobald Sie am folgenden Morgen den filtrierten Auszug getrunken haben. Den zweiten Kaltauszug trinken Sie dann am Abend und setzen sofort einen neuen für den nächsten Morgen an.

Weißdorntee nach Maria Treben

2 gehäufte TL frische oder getrocknete Weißdornblätter und -blüten

Übergießen Sie Blätter und Blüten mit 2 Tassen aufgekochtem und wieder etwas abgekühltem Wasser. Lassen Sie den Tee nur $1/2$ Minute ziehen, filtrieren Sie ihn sofort und trinken Sie schluckweise über den Tag verteilt davon.

Heilweine und Tinkturen

In der Volksmedizin werden bei Erkrankungen als unterstützende Therapie gerne Heilweine zubereitet, so auch zur Stärkung und Pflege des angegriffenen Herzens. Die Herstellung von Medizinal- oder Heilweinen ist denkbar einfach. Für ein Standardrezept übergießt man die Pflanzenteile mit gutem Wein, läßt den Ansatz einige Tage bis Wochen ziehen und filtriert ihn dann ab. Wichtig ist, daß die Pflanzenteile komplett mit Wein bedeckt sind, damit sich kein Schimmel bilden kann.

Pflanzenauszüge (Tinkturen) sind alkoholische Auszüge, die sowohl innerlich als auch äußerlich angewendet werden. Zur Herstellung der Tinkturen gibt man die Pflanzenteile in hochprozentigen Alkohol wie Weingeist oder für den Hausgebrauch auch in Kornbranntwein oder Obstschnaps mit mindestens 38 % Alkoholgehalt. Wegen dieses Alkoholgehalts sollten Tinkturen nie unverdünnt eingenommen werden: Man nimmt sie auf Zucker oder Honig oder verdünnt sie tropfenweise mit etwas Wasser. Auch für Fluidextrakte werden Kräuterauszüge mit Alkohol und Wasser hergestellt, die man ebenfalls tropfenweise auf Zucker oder in Wasser einnimmt.

Beispiel

Grundrezept für Fluidextrakte

■ *0,75 l Alkohol, mindestens 38 %*
¼ Tasse Weißdorn
¼ Tasse Mistel
¼ Tasse Baldrian

▲ Zerkleinern sie die Kräuter einzeln im Mörser möglichst fein oder kaufen Sie bereits pulverisierte Kräuter in der Apotheke. Füllen Sie die Kräuter separat in drei weithalsige Flaschen mit jeweils ½ l Fassungsvermögen und gießen Sie jede Flasche mit 0,25 l Alkohol auf. Anschließend füllen Sie die Flaschen randvoll mit abgekochtem und wieder abgekühltem Wasser und verschließen sie.

Dieser Ansatz bleibt einen Tag lang stehen und wird anschließend filtriert. Verwenden Sie dazu bei pulverisierten Drogenteilen am besten eine Kaffeefiltertüte oder ein Mulltuch. Gut verschlossen und im Kühlschrank aufbewahrt, halten sich solche Kräuteransätze durch ihren Alkoholgehalt bis zu einem Jahr. Mischen Sie zum Gebrauch jeweils 1 Schnapsgläschen Weißdorn-Fluidextrakt, 2 Schnapsgläschen Mistel-Fluidextrakt und 3 Schnapsgläschen Baldrian-Fluidextrakt, schütteln Sie die Mischung gut und füllen Sie sie in eine Flasche mit Tropfaufsatz.

So können Sie je nach Ihren Beschwerden Extrakte aus verschiedenen Heilpflanzen herstellen.

✚ Nehmen Sie 3 x täglich jeweils 15 – 20 Tropfen der Mischung auf einem Teelöffel voll Zucker oder in etwas Wasser ein. Sie stärkt das geschwächte Herz und beruhigt die Nerven.

Medizinalwein bei Herzrhythmusstörungen

■ *20 g Weißdornblüten*
20 g Baldrianwurzel
20 g Passionsblumen
10 g Bitterorangenblätter
1 l guter Rotwein

▲ Geben Sie alle Kräuerteile in eine weithalsige Flasche und übergießen Sie die Mischung mit dem Wein, so daß alle Kräuter bedeckt sind.
Unter gelegentlichem Schütteln lassen Sie den Ansatz eine Woche lang ziehen. Anschließend filtrieren Sie den Wein und füllen ihn in Flaschen. Bewahren Sie den Wein im Kühlschrank auf.

✚ Trinken Sie jeweils morgens und abends ein kleines Likörgläschen von dem Medizinalwein.

Herzwein

■ *2 gute Handvoll frische Weißdornfrüchte*
1 Flasche süßlicher Rotwein

▲ Zunächst zerdrücken Sie die Beeren ein wenig und geben sie in eine weithalsige Flasche. Mit Rotwein übergießen und bei gelegentlichem Schütteln 3 Wochen ruhen lassen. Anschließend filtrieren.

✚ Nehmen Sie 2 x täglich nach dem Essen ein Likörgläschen von diesem herzstärkenden Wein ein.

Medizinalwein bei Hochdruck-Kopfschmerzen

■ *10 g Weißdornblüten*
20 g Mistelzweige
10 g Majoranblüten
10 g Weidenblätter
10 g Weidenrinde
10 g Faulbaumrinde
5 g Thymian
1 ½ Flaschen schwerer Weißwein
0,2 Liter Alkohol, 70%

▲ Die zerkleinerten Drogen füllen Sie in eine Flasche mit 1,5 l Inhalt. Gießen Sie Weißwein und Alkohol auf. Bei täglichem Schütteln bleibt der Ansatz 10 Tage stehen, dann filtrieren Sie ihn.

✚ Trinken Sie jeweils ein kleines Likörglas, maximal bis zu 3 x täglich.

Medizinalwein bei Herzbeutelentzündungen

Wichtiger Hinweis: Meerzwiebel ist sehr giftig! Ihre Inhaltsstoffe wirken auf das Herz ähnlich wie Digitalis (Fingerhut). Nicht ohne Rücksprache mit dem Arzt anwenden!

■ *20 g Weißdornblüten*
20 g Weidenblätter
10 g Meerzwiebel
1 Liter Weißwein

▲ Die zerkleinerten Drogen füllen Sie in eine genügend große Flasche und übergießen sie mit dem Weißwein. Bei täglichem Schütteln bleibt der Ansatz 10 Tage stehen, dann filtrieren Sie ihn.

✚ Trinken Sie morgens täglich bis zu 0,1 l Medizinalwein auf nüchternen Magen. Eventuell wiederholen Sie die Einnahme abends.

Medizinalwein bei Arteriosklerose und Hochdruck

■ *20 g Weißdornblüten*
20 g Mistel
20 g Silberweidenrinde
10 g Faulbaumrinde
5 g Enzianwurzel
1 Flasche guter Rotwein

▲ Die stark zerkleinerten Drogen füllen Sie in eine ausreichend große Flasche und übergießen sie mit dem Rotwein. Bei täglichem Schütteln bleibt der Ansatz 1 Woche stehen, dann filtrieren Sie ihn.

✚ Vor dem Essen trinken Sie 3 x täglich ein kleines Likörglas (ca. 2 cl).

Medizinalwein bei Arteriosklerose und Hochdruck

■ *20 g Weißdorn*
20 g Blutwurz
30 g Erdrauch
30 g Herzgespann

■
40 g Olivenblätter
1 Flasche süßer Rotwein
(z.B. Marsala oder Portwein)
100 ml Weingeist

▲ Die stark zerkleinerten Drogen füllen Sie in eine ausreichend große Flasche und übergießen sie mit dem Rotwein und dem Alkohol. Bei täglichem Schütteln bleibt der Ansatz 10 Tage stehen, dann filtrieren Sie ihn.

✚ Zwischen den Mahlzeiten können Sie 3 x täglich ein Weinglas (0,1 l) trinken.

Medizinalwein bei Arteriosklerose und Hochdruck

■
2 Teile Weißdornblüten
2 Teile Majoranblätter
2 Teile Faulbaumrinde
2 Teile Thymianblätter
3 Teile Mistelblätter
1 Teil Weidenrinde
1 l trockener Weißwein
200 ml Weingeist

▲ Die stark zerkleinerten Drogen füllen Sie in eine ausreichend große Flasche und übergießen sie mit dem Weißwein und dem Alkohol. Bei täglichem Schütteln bleibt der Ansatz 10 Tage stehen, dann filtrieren Sie ihn.

✚ Zwischen den Mahlzeiten trinken Sie jeweils 3 x täglich ein Gläschen (ca. 4 cl; das entspricht einem doppelten Schnaps).

Medizinalwein bei nervösem Herzjagen

■
30 g Weißdornblüten
30 g Schafgarbe
30 g Passionsblumenblätter
30 g Primelblüten
20 g Rautenblätter
1 l süßer Rotwein, z.B. Marsala, Malaga oder Portwein

▲ Die gut zerkleinerten Drogen füllen Sie in eine ausreichend große Flasche und übergießen sie mit dem Weißwein und dem Alkohol. Bei täglichem Schütteln bleibt der Ansatz 10 Tage stehen. Anschließend filtrieren Sie ihn und füllen den Wein in Flaschen. Bitte im Kühlschrank aufbewahren.

✚ Trinken Sie von dem Medizinalwein am Morgen und am Abend jeweils ein kleines Weinglas.

Heilwein bei Nervenschwäche

■ *20 g Weißdornblüten*
20 g Passionsblume
20 g Melissenblätter
30 g Baldrian
3 g Safran
3 g Kardamom
1 l Süßwein
(z.B. Marsala oder Portwein)

▲ Die gut zerkleinerten Drogen füllen Sie in eine ausreichend große Flasche und übergießen sie mit dem Wein. Bei täglichem Schütteln bleibt der Ansatz 10 Tage stehen, dann filtrieren Sie ihn. Bitte im Kühlschrank aufbewahren.

✚ Trinken Sie von dem Medizinalwein am Morgen und am Abend jeweils ein kleines Weinglas.

Weißdorntinktur

■ *50 g getrocknete Weißdornbeeren (evtl. mit Blüten)*
600 ml Alkohol (z.B. Korn oder Obstschnaps)

▲ Übergießen Sie die Beeren mit dem Alkohol und lassen Sie alles etwa zwei Wochen an einem sonnigen Platz ziehen. Gelegentlich schütteln. Wichtig ist, daß die Beeren und Blüten vollkommen mit dem Alkohol bedeckt sind und so lange stehen bleiben, bis der Alkohol die rote Farbe aus den Früchten gezogen hat. Anschließend sieben Sie die Flüssigkeit durch und füllen sie in eine Flasche um. Von der fertigen Tinktur nehmen Sie jeweils die Menge ab, die Sie bald verbrauchen, und geben sie in eine kleine dunkle Flasche mit Tropfverschluß (ca. 50 ml Inhalt), um die Dosierung zu vereinfachen.

Standarddosierung: Bei Schwindel, Herzklopfen, Atemnot und den im Text erwähnten Beschwerden morgens und abends je 20 Tropfen in Wasser oder auf Zucker einnehmen.

Schlaf: 40 Tropfen Tinktur, vor dem Zubettgehen in Wasser oder auf Zucker eingenommen, fördern einen ruhigen Schlaf.

Beruhigung: 30 Tropfen genügen bei Nervenschwäche und zur allgemeinen Beruhigung.

Venenerkrankungen: 2 x täglich 10 – 20 Tropfen Tinktur in Wasser oder auf Zucker werden bei Venenerkrankungen empfohlen.

Weißdornblütentinktur

1 Handvoll Weißdornblüten und -blätter
600 ml Alkohol, 70 %

Füllen Sie ein verschließbares Glas bis zur Hälfte mit Weißdornblüten und -blättern und füllen Sie es mit Alkohol auf. Lassen Sie den Ansatz etwa 14 Tage an einem sonnigen Platz stehen. Täglich schütteln. Anschließend filtrieren Sie den Ansatz und füllen ihn in Fläschchen.

3 – 4 x täglich nimmt man bei allen im Text beschriebenen Beschwerden etwa 10 – 15 Tropfen in Wasser gelöst ein.

Raucher leben mit einem besonders hohen Risiko, an Herzstörungen zu erkranken. Durch das Rauchen gelangen zahlreiche Schadstoffe wie das Nervengift Nikotin und Kohlenmonoxyd in den Organismus. Diese Stoffe beeinflussen die Herzfunktion negativ und fördern die Engstellung der Blutgefäße. Der Sauerstoffbedarf des Herzens steigt an, und die Sauerstoffzufuhr wird vermindert. Dadurch kommt es zu Herzrhythmusstörungen oder Vorhofflimmern. Menschen, die an einem erhöhten Cholesterinspiegel leiden, müssen wissen, daß durch das Rauchen der Anteil des »schützenden« HDL-Cholesterins sinkt. Außerdem neigen bestimmte Blutteilchen, die Blutplättchen, dazu, vermehrt zu verklumpen. Dadurch erhöht sich auch die Gefahr einer

Tabak enthält viele Schadstoffe, die Herz und Kreislauf beeinträchtigen.

Thrombose. Grund genug also, das Rauchen aufzugeben. Auch dabei kann der Weißdorn helfen:

Kräuteransatz zur Raucherentwöhnung

■ *100 g Feigenkaktus*
40 g Baldrian
40 g Sternanis
40 g Weißdornblüten und/oder -früchte
1 Liter klarer Kornschnaps
3 EL Glyzerin

▲ Zerkleinern Sie die Pflanzenteile und setzen Sie sie mit dem Kornschnaps und dem Glyzerin an. Schütteln Sie den Ansatz täglich einmal und lassen Sie ihn 10 Tage ziehen. Anschließend filtrieren Sie ihn.

✚ Morgens auf nüchternem Magen und abends vor dem Schlafengehen nehmen Sie jeweils 1 Eßlöffel in Wasser eingerührt ein. Diese Heilkräutermischung kann Ihnen die beschwerliche Zeit der Nikotinentwöhnung erleichtern und beim Durchhalten helfen.

Wenn Sie das Rauchen aufgeben möchten, helfen Ihnen Weißdornfrüchte in der ersten Phase der Entwöhnung.

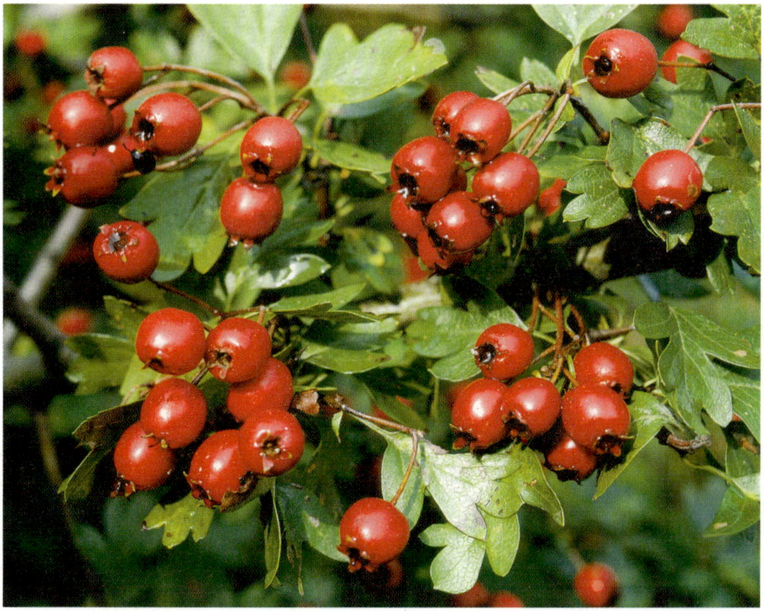

Teemischungen für Ihre Gesundheit

Teemischungen bieten sich insbesondere dann an, wenn die Einnahme einzelner Pflanzen das Befinden nicht wesentlich gebessert hat oder bisher keine genaue Diagnose möglich war. Durch die in den Teemischungen sorgfältig abgestimmte Kombination unterschiedlicher Kräuter können verschiedene Beschwerden zugleich angesprochen werden. Als wünschenswerte Begleiterscheinung regen die harmonisch abgestimmten Pflanzenwirkstoffe den erkrankten Organismus an, seine Selbstheilungskräfte zu aktivieren.

Falls Sie Kräuter selber sammeln möchten, beachten Sie die Sammeltips auf Seite 13.

Die Kräuter für Teemischungen können Sie im Reformhaus oder in der Apotheke kaufen und selbst mischen oder in der Apotheke gleich zusammenstellen lassen. Achten Sie beim Einkauf auf Qualität! Schließlich geht es um Ihre Gesundheit. Das bedeutet, daß Sie nicht die billigsten Produkte im Supermarkt oder Drogeriemarkt kaufen oder Kräuter aus obskuren Quellen dubioser Hersteller erwerben sollten. Minderwertige Kräuter nützen Ihrer Gesundheit wenig und sind meist nicht auf Umweltgifte oder Pestizidrückstände kontrolliert.

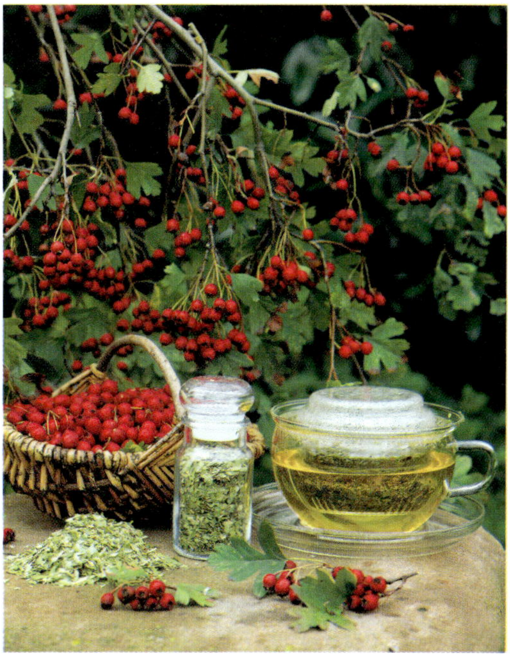

Um die Tees selbst zu mischen, benötigen Sie eine Briefwaage oder eine Digitalwaage zum Abwiegen der kleinen Mengen. »Nach Gefühl« sollten Sie die Kräuter auf keinen Fall mischen, denn das Gewicht unterschiedlicher Kräuter läßt sich nicht schätzen, da jedes Trockengut in der Regel ein anderes Volumen aufweist.

Eine Tüte voll Weißdornblüten kann ebenso viel wiegen wie ein Eßlöffel Pflanzenwurzel oder Rinde. Bei Teemischungen kommt es jedoch auf das spezifische Verhältnis der Pflanzen an, damit sie einander in ihrer Wirkung ergänzen und damit keine unerwünschten Nebenwirkungen auftreten. Bei vielen Rezepten sind die Zutaten nur in Teilen angegeben. Das hat den Vorteil, daß Sie die benötigte Kräutermenge selber bestimmen und mit einer kleinen Menge einer Mischung beginnen können. Erst wenn der Tee seine positive Wirkung gezeigt hat, nehmen Sie größere Mengen und mischen die Kräuter auf Vorrat.

Tees richtig mischen

Einige Heilpflanzen wirken giftig, wenn sie falsch angewendet werden. Sie dürfen nur nach Anweisung des Arztes eingenommen werden. Kräuter, die unter Naturschutz stehen oder aus fremden Regionen stammen, kaufen Sie in der Apotheke.

Bei Rezepten, deren Zutaten nur in Teilen angegeben sind, bestimmen Sie selbst, ob Sie viel oder wenig Tee mischen möchten. Ein Beispiel: Der Tee für das erschöpfte Herz besteht aus 5 Teilen Weißdornblüten, 2 Teilen Salbeiblättern und 1 Teil Rautenblätter. Wenn Sie ausprobieren wollen, ob dieser Tee Ihnen guttut, setzen sie am besten erst einmal 1 Teil = 10 g. Sie kaufen also 50 g Weißdornblüten, 20 g Salbeiblätter und 10 g Rautenblätter. Später, wenn sich der Tee bewährt hat und Sie ihn kurmäßig trinken wollen, könnten Sie 1 Teil = 30 g setzen und dementsprechend 150 g Weißdornblüten, 60 g Salbeiblätter und 30 g Rautenblätter mischen. Heben Sie am besten alle Kräuter für einen Tee in einer großen Schüssel unter, bis eine gleichmäßige Mischung entstanden ist. In Weißblechdosen oder getönten Gläsern können Sie eine solche Teemischung bis zu einem Jahr aufbewahren. Kleben Sie ein Etikett mit Inhaltsangabe und Abfülldatum auf das Gefäß.

Nicht nur der Weißdorn allein unterstützt die Genesung des Herzens. Daneben steht eine ganze Reihe weiterer Heilpflanzen zur Verfügung, die ebenfalls die Gesundheit von Herz und Kreislauf fördern. Zu ihnen gehören unter anderem folgende Pflanzen:

- Arnikablüten
- Baldrianwurzel
- Berberitze
- Besenginster
- Enzian
- Ginkgo
- Ginseng
- Hamamelis
- Herbstzeitlose
- Herzgespannkraut
- Knoblauch
- Lavendel
- Maiglöckchen
- Mariendistel
- Mäusedorn
- Meerzwiebel
- Oleander
- Rauwolfia
- Rosmarinblätter
- Roßkastanie
- Schafgarbenblüten
- Steinklee
- Zwiebel

Das Anwendungsspektrum des Weißdorns hingegen beschränkt sich keineswegs auf Herz- und Kreislauf-Beschwerden. Welche Kräuter bei welchen Beschwerden angewandt werden können, entnehmen Sie der Tabelle auf der hinteren Umschlaginnenseite. 25 bewährte Teemischungen finden Sie auf den folgenden Seiten.

Tee für das erschöpfte Herz

■ *5 Teile Weißdornblüten*
2 Teile Salbeiblätter
1 Teil Rautenblätter

▲ Mischen Sie alle Pflanzenteile sorgfältig. Für den jeweiligen Gebrauch übergießen Sie 1 EL der Mischung mit 1 Tasse kochendem Wasser und lassen den Aufguß 10 Minuten ziehen.

✚ Trinken Sie täglich 2 Tassen des Tees.
In der Volksmedizin werden Rautenblätter bei Herzklopfen und Blutandrang zum Kopf als leichtes Sedativum (Beruhigungsmittel) eingesetzt. Deshalb ergänzen Rautenblätter und Weißdorn einander gut.

Raute eignet sich nicht zum Dauergebrauch!

■ Sie benötigen ▲ So wird's gemacht ✚ Anwendung und Wirkung

Tee gegen Herzkrampf

25 g Weißdornblüten
25 g Kümmelsamen
15 g Rautenblätter
10 g Baldrianwurzel

Mischen Sie alle Pflanzenteile sorgfältig. Für den jeweiligen Gebrauch übergießen Sie 1 EL der Mischung mit einem halben Liter kochendem Wasser und lassen den Aufguß 10 Minuten ziehen.

Trinken Sie über den Tag 3 x 1 Tasse des Tees.
Blähungswidrige, beruhigende und entkrampfende Eigenschaften der Drogenzusammensetzung ergänzen einander hier. Herzkrämpfe können Symptom verschiedenster Herzstörungen sein. Voraussetzung für eine erfolgreiche Therapie ist deshalb eine genaue Diagnose. Erst dann kann die Behandlung des Grundleidens erfolgen.

Tee gegen Herzkrampfbeschwerden

1 Teil Weißdornblüten
1 Teil Melissenblätter
1 Teil Baldrianwurzel
1 Teil Hopfenzapfen
1 Teil Gänsefingerkraut

Mischen Sie alle Pflanzenteile sorgfältig. Für den jeweiligen Gebrauch übergießen Sie 1 TL der Mischung mit 1 Tasse kochendem Wasser und lassen den Aufguß 10 Minuten ziehen.

Trinken Sie 2 x täglich nach dem Essen 1 Tasse dieses Tees, der angst- und krampflösend, beruhigend und herzstärkend wirkt.

Tee gegen Herzneurose

20 g Weißdornblüten
20 g Herzgespannkraut
20 g Baldrianwurzel
20 g Melissenblätter
10 g Arnikablüten
10 g Hopfenzapfen

Mischen Sie alle Pflanzenteile sorgfältig. Übergießen Sie 3 x täglich 1 TL der Mischung mit kochendem Wasser und lassen Sie den Tee 5 Minuten ziehen, bevor Sie ihn abfiltrieren. ▲

Trinken Sie den Tee schluckweise nach den Mahlzeiten. Er wirkt herz-nervenstärkend, kreislauffördernd, beruhigend und krampflösend. ✚

Tee gegen Herzschwäche

■

25 g Weißdornblüten
40 g Rautenblätter
15 g Rosmarinblätter

Mischen Sie alle Pflanzenteile sorgfältig. Für den jeweiligen Gebrauch übergießen Sie 1 EL der Mischung mit 1 Tasse kochendem Wasser und lassen den Aufguß 10 Minuten ziehen. ▲

Trinken Sie morgens nüchtern und abends je 1 Tasse. ✚
Bei Herzschwäche ohne Wassersucht kann dieser Tee den Kreislauf anregen und die Durchblutung fördern.

Tee gegen Herz-Kreislauf-Beschwerden

■

10 g Weißdornblüten
20 g Nußblätter
10 g Thymiankraut
35 g Anserine (Gänsefingerkraut)
10 g Salbeiblätter
15 g Kamillenblüten
15 g Pfefferminzblätter

Mischen Sie alle Pflanzenteile sorgfältig. Für den jeweiligen Gebrauch übergießen Sie 1 TL der Mischung mit $^1/_4$ l kochendem Wasser und lassen den Aufguß 10 Minuten ziehen. ▲

Trinken Sie 2 x täglich 1 Tasse. ✚
Herz-Kreislauf-Beschwerden können vielfältige Ursachen haben, beispielsweise Infektionskrankheiten, Magen-Darm-Störungen oder seelische Konflikte, die der Arzt vor jeder Selbstmedikation erst einmal diagnostizieren muß. Diesem Tee liegen entzündungswidrige, beruhigende sowie regulierende Eigenschaften zugrunde.

Tee bei Herzmuskelentzündung

- *10 g Weißdornblüten*
  20 g Pfefferminzblätter
  15 g Schafgarbenblüten
  15 g Kamillenblüten
  25 g Melissenblätter
  15 g Fenchelsamen
  10 g Birnenblätter

- Mischen Sie alle Pflanzenteile sorgfältig. Für den jeweiligen Gebrauch übergießen Sie 1 TL der Mischung mit 1 Tasse kochendem Wasser und lassen den Aufguß 10 Minuten ziehen.

- Trinken Sie über den Tag verteilt 1 bis 2 Tassen in kleinen Schlucken.

  Außer bei selbstständigen Erkrankungen wie akuten Infektionskrankheiten können sich Herzmuskelentzündungen auch im Anschluß an Herzbeutel- und Herzinnenhautentzündungen entwickeln. Auch rheumatische Erkrankungen können Herzmuskelentzündungen verursachen. Die Therapie der Grunderkrankung ist Voraussetzung für den Heilerfolg.

Tee gegen Herzklopfen

- *20 g Weißdornblüten*
  25 g Gänsefingerkraut
  25 g Hopfenzapfen
  20 g Melissenblätter
  20 g Baldrianwurzel

- Mischen Sie alle Pflanzenteile sorgfältig. Für den jeweiligen Gebrauch übergießen Sie 2 EL der Mischung mit $\frac{1}{2}$ l Wasser und kochen es kurz auf. Über Nacht stehen lassen und am folgenden Tag filtern.

- Die gesamte Menge trinken Sie über den Tag verteilt in kleinen Schlucken.

  Der Tee wirkt beruhigend und entspannend, dadurch vermindern sich auch die mit Herzklopfen in Verbindung stehenden Ängste.

Tee bei Angina pectoris

■
4 Teile Weißdornfrüchte
6 Teile Anserine (Gänsefingerkraut)
4 Teile Bibernellwurzel
4 Teile Melissenblätter
1 Teil Angelikawurzel
1 Teil Arnikablüten

▲ Mischen Sie alle Pflanzenteile sorgfältig. Für den jeweiligen Gebrauch übergießen Sie 1 EL der Mischung mit 1 Tasse kochendem Wasser und lassen den Aufguß 10 Minuten ziehen.
Trinken Sie täglich 1 Tasse, maximal 2 Tassen.

✚ Die harmonisch ineinandergreifenden Inhaltsstoffe dieser Teemischung haben sich als begleitende Therapie bei Angina pectoris bewährt.

Hinweis: Arnika gilt als hervorragendes Stimulans für das Herz, allerdings gibt es Menschen, die auf Arnikablüten allergisch reagieren. Bei Überdosierung kann Arnika auch Magen und Darm reizen oder Herzklopfen verursachen. Befragen Sie vor der Anwendung Ihren Arzt.

Tee bei Angstzuständen

■
20 g Weißdornblüten
20 g Melissenblätter
20 g Passionsblume
25 g Baldianwurzel
15 g Lavendelblüten
15 g Pfefferminzblätter

▲ Mischen Sie alle Pflanzenteile sorgfältig. Für den jeweiligen Gebrauch übergießen Sie 1 EL der Mischung mit $^1/_4$ l kochendem Wasser und lassen den Aufguß 10 Minuten ziehen.

✚ Trinken Sie 3 x täglich je eine Tasse.
Die Kombination der Inhaltsstoffe löst Spannungszustände und mindert angstauslösende Symptome.

Tee bei Nervenschwäche

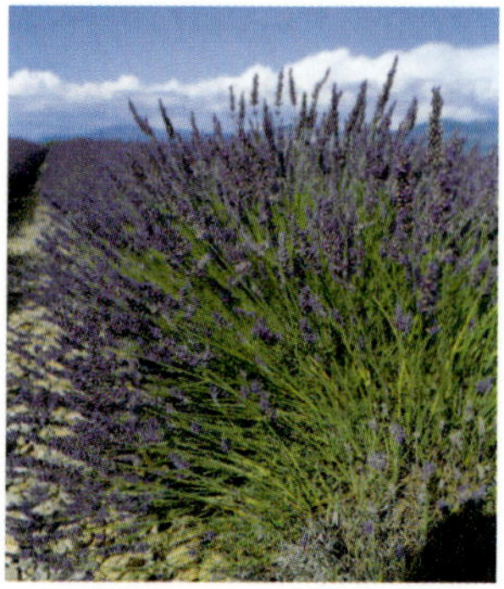

Lavendel

- *35 g Weißdornblüten und -blätter*
  25 g Lavendelblüten
  25 g Basilikumblätter
  35 g Pfefferminzblätter
- Mischen Sie alle Pflanzenteile sorgfältig. Für den jeweiligen Gebrauch übergießen Sie 1 EL der Mischung mit 1 Tasse kochendem Wasser und lassen den Aufguß 10 Minuten ziehen.
- Trinken Sie über den Tag verteilt 3 Tassen.
  Die Inhaltsstoffe dieses Tees können bei Streßsituationen aller Art, die das Herz belasten und unter anderem zu Schlafstörungen, Gereiztheit, Nervosität, Schwindel oder Durchfall führen, hilfreich sein.

Tee bei Asthma oder Allergie

- *2 Teile Weißdornblüten*
  4 Teile Ysopblätter und -blüten
  3 Teile Eukalyptusblätter
  3 Teile Beifußblätter
- Mischen Sie alle Pflanzenteile sorgfältig. Für den jeweiligen Gebrauch übergießen Sie 1 EL der Mischung mit $^1/_2$ l kochendem Wasser und lassen den Aufguß 10 Minuten ziehen.
- Von dem Tee trinken Sie täglich zwei Tassen, am besten zwischen den Mahlzeiten.
  Der Tee lindert asthmatische Anfälle, außerdem setzt er die Sensibilität für allergieauslösende Faktoren herab.

Tee bei Bronchialasthma

- *1 Teil Weißdornblüten*
  2 Teile Ehrenpreisblätter und -blüten
  3 Teile Lorbeerbeeren
  3 Teile Efeublätter

Mischen Sie alle Pflanzenteile sorgfältig. Geben Sie 2 EL der Mischung in $\frac{1}{2}$ l kaltes Wasser. Dann kochen Sie es einmal kurz auf und lassen es 10 Minuten leicht weiterköcheln. ▲

Trinken Sie 3 x täglich eine Tasse Tee jeweils zwischen den Mahlzeiten. Kurmäßig angewendet kann der Tee Bronchialasthmaanfälle vermindern. ✚

Tee bei Bluthochdruck

■
1 Teil Weißdornblüten
1 Teil Baldrianwurzel
1 Teil Olivenblätter
1 Teil Rauwolfiawurzel
1 Teil Mistelblätter

Mischen Sie alle Pflanzenteile sorgfältig. Für den jeweiligen Gebrauch übergießen Sie 1 EL der Mischung mit 1 Tasse kochendem Wasser und lassen den Aufguß 10 Minuten ziehen. ▲

Trinken Sie morgens und abends eine Tasse dieses Tees. Seine Inhaltsstoffe sind nach der Einnahme bis zu zwölf Stunden wirksam. ✚

Tee bei Bluthochdruck und Arteriosklerose

■
4 Teile Weißdornblüten
4 Teile Ackerschachtelhalm oder Zinnkraut
2 Teile Hirtentäschelkraut
5 Teile Rautenblätter
5 Teile Mistelblätter

Mischen Sie alle Pflanzenteile sorgfältig. Für den jeweiligen Gebrauch übergießen Sie 1 EL der Mischung mit 1 Tasse kochendem Wasser und lassen den Aufguß 10 Minuten ziehen. ▲

Trinken Sie über den Tag verteilt 2 – 3 x eine Tasse. ✚
Bei Arteriosklerose und daraus resultierendem Bluthochdruck hat sich diese Teemischung bewährt.
Unter der Bezeichnung »Species antisclerotica« können Sie den Tee fertig gemischt in der Apotheke kaufen.

Tee bei Bluthochdruck und Kopfschmerzen

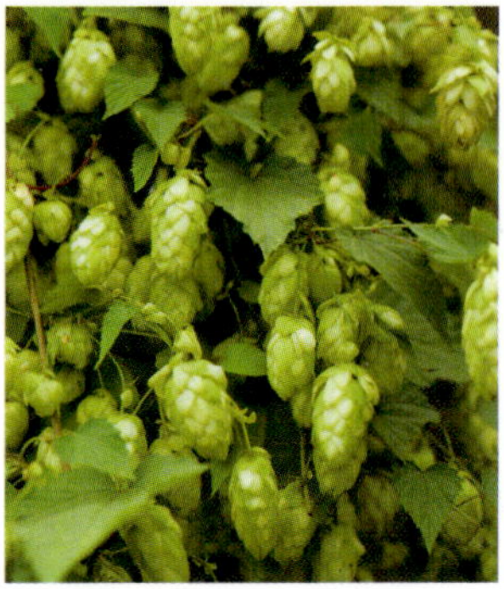
Hopfen

- *2 Teile Weißdornblüten*
  2 Teile Benediktenkraut
  3 Teile Weidenblätter
  3 Teile Mistelblätter
  3 Teile Hopfenzapfen
- Mischen Sie alle Pflanzenteile sorgfältig. Für den jeweiligen Gebrauch übergießen Sie 2 EL der Mischung mit 1 l kochendem Wasser und lassen den Aufguß etwa 15 Minuten ziehen.
- Trinken Sie täglich 2 x zwischen den Mahlzeiten eine Tasse. Er wirkt schmerzlindernd, spannungslösend, herz- und nervenstärkend.

Tee bei Wechseljahresbeschwerden

- *25 g Weißdornblüten*
  25 g Rauwolfiablätter
  20 g Baldrianwurzel
  30 g Schafgarbenblüten
  10 g Wermutkraut
- Mischen Sie alle Pflanzenteile sorgfältig. Für den jeweiligen Gebrauch übergießen Sie 1 TL der Mischung mit 1 Tasse kochendem Wasser und lassen den Aufguß 10 Minuten ziehen.
- Trinken Sie über den Tag verteilt 2 x eine Tasse.
  Atemnot, Schwindel, erhöhter Blutdruck Schlafstörungen, Verstopfung und andere Beschwerden begleiten oft die Umstellung im weiblichen Hormonhaushalt. Speziell Schafgarbe stärkt die Gebärmuttermuskulatur und gilt seit jeher als das Heilkraut für Frauen.

Schafgarbe gilt als spezielle Heilpflanze für Frauenleiden.

Tee bei Arterienverkalkung

- *20 g Weißdornblüten und -blätter*
  20 g Immergrünblätter
  20 g Buchweizenkraut

■ *20 g Mistelblätter*
10 g Arnikablüten

▲ Mischen Sie alle Pflanzenteile sorgfältig. Für den jeweiligen Gebrauch übergießen Sie 1 TL der Mischung mit 1 Tasse kochendem Wasser und lassen den Aufguß 5 Minuten ziehen.

✚ Trinken Sie über den Tag verteilt 3 x eine Tasse.
Dieser Rezeptur liegen blutreinigende, darmregulierende und herzstärkende Inhaltsstoffe zugrunde.

Tee gegen Durchblutungsstörungen

■ *20 g Weißdornblätter und -blüten*
20 g Honigkleekraut
10 g Arnikablüten
10 g Buchweizenkraut
10 g Waldmeisterkraut
30 g Mistelblätter

▲ Mischen Sie alle Pflanzenteile sorgfältig. Für den jeweiligen Gebrauch übergießen Sie 1 TL der Mischung mit 1 Tasse kochendem Wasser und lassen den Aufguß 5 Minuten ziehen.

✚ Trinken Sie jeweils eine halbe Stunde nach den Mahlzeiten schlückchenweise eine Tasse.
Der Tee wirkt blutdruckregulierend, herzstärkend, gefäßerweiternd, zirkulationsfördernd.

Tee gegen innere Unruhe

■ *2 Teile Weißdornblüten*
3 Teile Wermutkraut
3 Teile Basilikumblätter
4 Teile Baldrianwurzel

▲ Mischen Sie alle Pflanzenteile sorgfältig. Für den jeweiligen Gebrauch übergießen Sie 2 EL der Mischung mit ½ l kochendem Wasser und lassen den Aufguß 10 Minuten ziehen.

✚ Trinken Sie über den Tag verteilt 3 x je eine Tasse.
Der Tee beruhigt Magen, Darm und Nerven.

Tee gegen Schlaflosigkeit bei Schmerzzuständen

1 Teil Weißdornblüten
2 Teile Kamillenblüten
2 Teile Weidenrinde

Mischen Sie alle Pflanzenteile sorgfältig. Für den jeweiligen Gebrauch übergießen Sie 1 gehäuften EL der Mischung mit 1 Tasse kochendem Wasser und lassen den Aufguß 10 Minuten ziehen.

Trinken Sie 1 Tasse vor dem Zubettgehen.
Der Tee wirkt herzstärkend, schmerzstillend und entzündungshemmend.

Tee gegen Schlaflosigkeit

3 Teile Weißdornblüten
3 Teile Passionsblume
4 Teile Melissenblätter
4 Teile Hopfenzapfen
4 Teile Baldrianwurzel
6 Teile Kamillenblüten

Mischen Sie alle Pflanzenteile sorgfältig. Setzen Sie zum Gebrauch 2 EL der Mischung mit ½ l kaltem Wasser an. Kochen Sie alles einmal auf und lassen Sie es weitere 5 Minuten köcheln, anschließend sieben Sie den Tee durch.

Trinken Sie eine Tasse Tee vor dem Abendessen und eine weitere vor dem Zubettgehen.
Der Tee wirkt beruhigend, nervenstärkend und entspannend.

Tee gegen Kreislaufschwäche

20 g Weißdornblüten und -blätter
20 g Mistelblätter
20 g Roßkastanienblüten
20 g Schafgarbenblüten
10 g Arnikablüten
30 g Rosmarinblätter

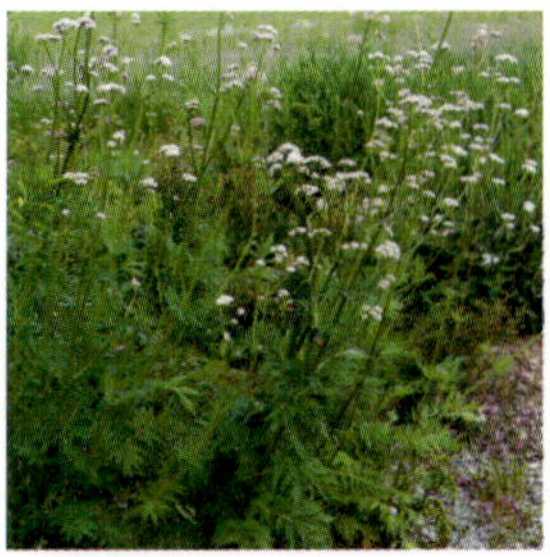

Arnika

Mischen Sie alle Pflanzenteile sorgfältig. Übergießen Sie 3 x täglich 1 TL der Mischung mit kochendem Wasser und lassen Sie den Aufguß 5 – 10 Minuten ziehen, bevor Sie ihn abfiltrieren. ▲

Trinken Sie den Tee jeweils schluckweise nach den Mahlzeiten. Er wirkt zirkulationsfördernd und herzstärkend. ✚

Tee bei Venenentzündung

20 g Weißdornblätter ■
20 g Roßkastanienblüten
20 g Honigkleekraut
20 g Schafgarbenblüten
10 g Ringelblumenblüten
10 g Arnikablüten

Mischen Sie alle Pflanzenteile sorgfältig. Übergießen Sie 1 TL der Mischung mit kochendem Wasser und lassen Sie den Aufguß etwa 5 – 10 Minuten ziehen, bevor Sie ihn abfiltrieren. ▲

Trinken Sie den Tee 3 x täglich schluckweise nach den Mahlzeiten. Er wirkt blutverdünnend, venenstärkend, entzündungshemmend und herzstärkend. ✚

Tee bei Krampfadern

20 g Weißdornblüten und -blätter ■
20 g Honigkleekraut
20 g Schafgarbenblüten
20 g Roßkastanienblüten
10 g Arnikablüten

Mischen Sie alle Pflanzenteile sorgfältig. Übergießen Sie 3 x täglich 1 TL der Mischung mit kochendem Wasser und lassen Sie den Aufguß 5 – 10 Minuten ziehen, bevor Sie ihn abfiltrieren. ▲

Trinken Sie den Tee 3 x täglich schluckweise ½ Stunde nach den Mahlzeiten. ✚

Er wirkt venenstärkend, kreislauffördernd und herzstärkend.

Weißdorn für Haut und Haare

Achten Sie bei der Herstellung von Kosmetika auf peinliche Sauberkeit aller Gerätschaften, um Bakterienbefall zu verhindern.

Die Kosmetik macht sich seit langem die ausgleichende und zusammenziehende (adstringierende) Wirkung des Weißdorns zunutze. Weißdornauszüge werden deshalb Cremes zur Pflege fettiger oder irritierter Haut hinzugefügt. Sie können generell beim Anrühren selbst hergestellter Cremes die Wasserphase durch Weißdorntee ersetzen (siehe Weißdornblütencreme, Seite 79). Auch Gesichtswasser und Haarspülungen mit Weißdorn sind schnell hergestellt. Alle selbst angefertigten Kosmetika müssen jedoch rasch verbraucht werden, da sie nicht konserviert sind. Gesichtsmasken rühren Sie ohnehin vor Gebrauch immer frisch an. Statt Heilerde können Sie auch Quark oder Kleie für eine Maske mit Weißdorntee mischen.

Gesichtswasser

Einen starken Teeaufguß mit Weißdornblüten können Sie auch als Gesichtsdampfbad verwenden.

■ *1 Handvoll Weißdornblüten und -blätter*
1 EL Honig

▲
1. Die Weißdornblüten mit kochendem Wasser übergießen, so daß sie vollständig damit bedeckt sind. 15 Minuten wie Tee ziehen lassen und anschließend filtrieren.
2. Dem Tee 1 EL Honig zufügen und das Gesicht öfters damit betupfen oder sanft einreiben.

✚ Dieses Gesichtswasser ist durchblutungsfördernd und hautberuhigend. Im Kühlschrank aufbewahrt hält es sich ca. 3 Tage.

Haarspülung

■ *1 EL Weißdornblüten und -blätter*

1. Die Weißdornblüten mit 1/4 l Wasser überbrühen, 15 Minuten ziehen lassen und anschließend filtrieren. ▲
2. Verwenden Sie den regenerierenden und durchblutungsfördernden Teeaufguß nach dem Haare waschen als Haarspülung. Er braucht nicht ausgespült zu werden.

Haarwasser

■ *1 Handvoll getrocknete Weißdornblüten*
1/4 l Obstessig

▲
1. Übergießen Sie die Blüten mit dem Essig und lassen Sie die Mischung 5 Tage ziehen. Dann wird die Flüssigkeit filtriert.
2. Je nach Haarlänge mischen Sie 2 oder 3 EL Weißdornessig mit einer kleinen Tasse warmem Wasser. Diese Mischung verteilen Sie auf dem feuchten Haar und lassen sie einige Zeit einwirken. Anschließend spülen Sie mit warmem Wasser nach.
3. Kühl aufbewahrt hält sich der Weißdornessig monatelang. Außer als Haarspülung läßt er sich auch in der Küche verwenden.

Verdoppeln Sie die Zutaten, wenn das Haarwasser Ihnen gutgetan hat.

✚ Dieses Haarwasser für trockenes, fettendes oder zu Schuppenbildung neigendes Haar wirkt regulierend. Das Haar bekommt viel mehr Glanz, und die Durchblutung der Kopfhaut wird gefördert.

Weißdornblütencreme

■ *40 ml Tee aus Weißdornblüten*
5 g Bienenwachs
15 g Lanolinanhydrid (Wollwachs)
40 g Mandelöl

▲
1. Bereiten Sie zunächst einen starken Weißdorntee zu. Dafür gießen Sie die Blüten (etwa so viel, wie Sie 2 x zwischen 3 Fingern aufnehmen können) mit 40 ml kochendem Wasser auf und lassen den Aufguß 10 Minuten ziehen.
2. Im Wasserbad lösen Sie Bienenwachs, Wollwachs und Mandelöl auf. Das Fett sollte die Temperatur von 65 bis 70 °C nicht überschreiten.
3. In das geschmolzene Fett träufeln Sie etwas von dem Tee (nie umgekehrt!) und rühren kräftig. Anschließend geben Sie den rest-

▲ lichen Tee in feinem Strahl zu dem Fett und rühren so lange, bis die Masse milchig und dick wird. Das dauert einige Minuten, wobei die Creme allmählich abkühlt.

4. Zu fest gewordene Creme kann man nochmals erhitzen und noch etwas Öl hinzufügen. Zu flüssige Creme erhitzt man ebenfalls erneut und fügt etwas zuvor geschmolzenes Bienenwachs darunter. Die Creme ist nicht konserviert und sollte im Kühlschrank aufbewahrt werden und innerhalb zwei Wochen verbraucht sein.

Weißdorn-Gesichtsmaske

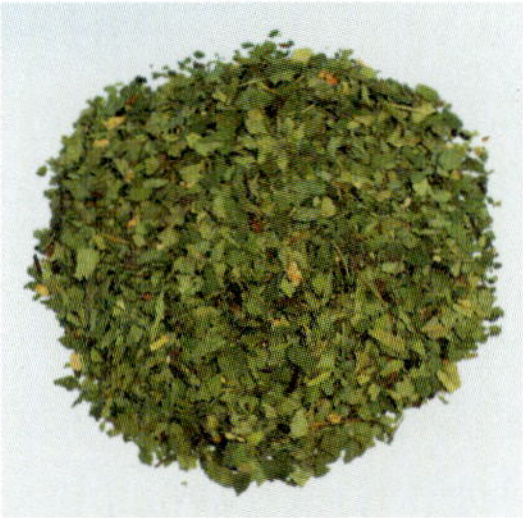

■ *3 EL Weißdornblüten und -blätter*
3 EL Heilerde
8 Tropfen Olivenöl
5 Tropfen Zitronensaft

▲ 1. Bereiten Sie zuerst aus den Weißdornblüten und -blättern wie üblich einen Tee, wobei Sie etwa 1 Tasse Wasser verwenden. Filtern Sie den Tee.
2. Nun rühren Sie die Heilerde mit etwa 20 ml des Tees an, sodaß ein Brei entsteht. Fügen Sie dem Brei die weiteren Zutaten hinzu.
3. Den Heilerdebrei warm auf das gereinigte Gesicht auftragen, 20 Minuten wirken lassen und lauwarm abspülen.

✚ Diese Maske tut fettiger, zu Unreinheiten neigender Haut gut. Bei trockener und sehr empfindlicher Haut lassen Sie den Zitronensaft weg und geben etwas mehr Öl hinzu.

Weißdornleckereien mit Wild- und Gartenfrüchten

Als Heilmittel haben Sie den Weißdorn inzwischen kennen und schätzen gelernt. Doch er hat auch eine kulinarische Seite. Fast alle hier aufgeführten Rezepte stammen aus Quellen vor dem 20. Jahrhundert oder aus den Kriegsjahren. Dabei erweist sich, daß die Menschen auch in Notzeiten aus dem wenigen, das sie hatten oder in der Natur fanden, das Beste zu machen wußten. Obwohl oder gerade weil wir heute im Überfluß leben, lohnt es sich, die überlieferten Leckereien auszuprobieren, denn sie alle schmecken vorzüglich, sind nahrhaft, bringen Abwechslung in den täglichen Speiseplan und fördern auch noch die Gesundheit.

Für Früchte aus dem eigenen Anbau oder aus Feld und Flur spricht außerdem, daß sie im allgemeinen weder übermäßig gedüngt noch gegen Krankheiten oder Schädlinge gespritzt werden. Viele Pflanzen bilden Stoffe, die sie vor Umweltschäden, Bakterien, Pilzen und Tierfraß schützen. Dazu gehören auch die lange verkannten sekundären Pflanzenstoffe (SPS). Heute werden gerade diese Stoffe als gesundheitsfördernd angesehen. Im menschlichen Organismus stärken sie unter anderem das Immunsystem, schützen vor freien Radikalen und helfen, Pilze, Bakterien oder Viren abzuwehren.

Sekundäre Pflanzenstoffe stärken das Immunsystem gegen Infektionen.

»Mehlfäßchen« – gesund und lecker

Bevor Sie sich an Ihre erste selbstgemachte Weißdornmarmelade wagen, sollten Sie wissen, daß die Weißdornfrüchte – im Volksmund treffend als Mehlbeere bezeichnet – kaum einen prägnanten Eigengeschmack besitzen und deshalb unbedingt mit aromatische-

So gelingen Weißdornmarmeladen

Selbstverständlich können Sie statt der in den Rezepten angegebenen Gelierhilfen das von Ihnen bevorzugte Geliermittel verwenden. Ist in der Zutatenliste beispielsweise Gelierzucker aufgeführt, der im Verhältnis 1:1 mit den Früchten gemischt wird, können Sie ihn durch andere Geliermittel ersetzen, müssen dann aber auf die richtigen Mengenverhältnisse achten. Hier einige Beispiele:

Geliermittelmenge	Geliermittel	vorbereitete Früchte	Zucker
1000 g	Gelierzucker	1000 g	–
500 g	Gelierzucker extra	1250 g	–
1 Päckchen	Gelfix leicht	1000 g	250 g
½ Flasche	Opekta Gourmet flüssig	1500 g	2000 g

Im Reformhaus erhalten Sie Geliermittel aus Agar-Agar, das aus Meeresalgen gewonnen wird, oder aus Pektinen, die aus Rückständen der Apfelsaftgewinnung oder aus den Schalen von Zitrusfrüchten hergestellt werden. Diese Produkte kommen ohne zusätzliche Konservierungsmittel, ohne Schaumverhütungsmittel oder künstliche Süßstoffe aus.

Für eigene Rezeptideen gilt: Marmeladen lassen sich gut aus mehligen Früchten herstellen, Gelees besser aus saftreichen und sehr pektinhaltigen Fruchtsorten. Pektin- und säurearmen Sorten fügt man zum besserem Gelieren noch einen Spritzer Zitrone hinzu.

ren Früchten zusammen verarbeitet werden sollten. Mit ihrem neutralen Geschmack eignen sich die Mehlbeeren jedoch ausgezeichnet als Grundlage für Marmeladen oder Gelees. Beimischungen anderer Früchte mindern den gesundheitlichen Wert der Weißdornfrüchte keineswegs. Ganz im Gegenteil: Sie fügen noch ergänzende Inhaltsstoffe und geschmackliche Komponenten hinzu.

Andere Früchte mindern den gesundheitlichen Wert der Weißdornbeeren nicht.

Die folgenden Rezepte zeigen Ihnen einige leckere Weißdornzubereitungen. Mit ein bißchen Übung und Phantasie werden Sie bald eigene Variationen entwickeln und die Weißdornfrüchte ganz nach Ihrem Geschmack zubereiten.

Weißdorngelee

■

1 kg Weißdornfrüchte
½ l Wasser
Zitronensaft
Zucker oder Honig

▲

1. Die Früchte mit etwas Zitronensaft und dem Wasser in etwa 30 Minuten musig kochen. Zwischendurch immer wieder umrühren. Anschließend die Fruchtmasse über Nacht durch ein Tuch ablaufen lassen, und den Saft dabei auffangen.
2. Auf einen halben Liter Saft gibt man etwa 300 g Zucker. Nun erneut aufkochen, bis der Saft durch seinen eigenen Pektingehalt zu gelieren beginnt.
3. Sofort in Twist-off Gläser füllen.

Weißdornmus

■

1 kg Weißdornfrüchte
2 EL Zitronensaft
Honig
1 Gläschen Weinbrand

▲

1. Die gesäuberten Beeren mit etwas Wasser weichkochen. Sobald sie aufplatzen, entweder mit einem Stampfer zerdrücken oder durch ein Sieb streichen, dann bleiben auch die Kerne zurück.

2. Das Mus mit Honig, Zitronensaft und je nach Geschmack mit dem Weinbrand abschmecken. Es kann wie das Gelee pur genossen oder beispielsweise in Quark und Müslis eingerührt werden.

Mein Tip Dieses Mus läßt sich auch als gesundheitsförderndes Mittel einsetzen. Lassen Sie dann den Weinbrand weg und nehmen Sie täglich 2 – 3 Teelöffel davon ein.

Weißdorn-Holunder-Gelee

■ *1 kg Weißdornfrüchte*
1 kg Holunderbeeren
ca. 1 kg Gelierzucker
2 EL Zitronensaft

▲
1. Die verschiedenen Früchte mit wenig Wasser getrennt weichkochen, da sie unterschiedlich fest sind.
2. Wenn sie musig gekocht sind, durch ein Mulltuch ablaufen lassen und den Saft auffangen und abmessen.
3. Den Saft mischen und im Verhältnis 1:1 mit Gelierzucker vermengen. Die Zitrone zugeben und alles wie gewohnt zu Gelee kochen.

Weißdorn-Holunder-Marmelade

■ *1000 g Weißdornfrüchte*
500 g Holunderbeeren
ca. 500 g Zucker

▲
1. Die Weißdornfrüchte in $^1/_4$ l Wasser 5 Minuten kochen und gleichzeitig, jedoch in einem eigenen Topf, die Holunderbeeren in $^1/_8$ l Wasser musig kochen.
2. Die Früchte durch ein Sieb passieren und das gewonnene Mus beider Früchte mischen und abwiegen. Sie erhalten je Sorte etwa 500 g Fruchtmark, insgesamt also etwa 1000 g.
3. Die Hälfte des Gesamtgewichtes (ca. 500 g) an Zucker hinzufügen und alles noch einmal aufkochen.
4. Sofort in vorbereitete Twist-off-Gläser füllen.

Das Fruchtmark ist an sich schon fest, da es kaum Wasser enthält. Der Zucker ist zum Konservieren nötig und rundet den Geschmack ab.

Fruchtaufstrich aus Weißdorn, Berberitze und Holunder

■

1125 g Weißdornfrüchte
130 g Berberitzenfrüchte
750 g Holunderbeeren
ca. 650 g Zucker

▲

1. Weißdorn- und Berberitzenfrüchte zusammen in ¼ l Wasser weichkochen. Gleichzeitig in einem anderen Topf die Holunderbeeren in ¼ l Wasser weichkochen.
2. Alle Früchte durch ein Sieb passieren, vermengen und abwiegen. Sie erhalten knapp 700 g Weißdorn-Berberitzen-Mus und 600 g Holundermus, insgesamt also rund 1300 g Fruchtmus.
3. Die Hälfte des Gesamtgewichtes (etwa 650 g) an Zucker hinzufügen und alles zusammen noch einmal aufkochen.
4. Den Fruchtaufstrich sofort in vorbereitete Twist-off-Gläser füllen.

Fruchtaufstrich aus Weißdorn, Brombeeren und Kornelkirschen

■

600 g Weißdornfrüchte
250 g Kornelkirschen
250 g Brombeeren
ca. 450 g Zucker

▲

1. Die Weißdornfrüchte in ⅛ l Wasser, die Kornelkirschen in einem zweiten Topf mit 4 EL Wasser und die Brombeeren in einem dritten Topf ohne Wasserzugabe kochen.
2. Anschließend alle Früchte durch ein Sieb passieren, vermengen und abwiegen. Die genannten Mengen ergeben etwa 400 g Weißdornmus, 200 g Kornelkirschenmus und 300 g Brombeermus, insgesamt also rund 900 g Fruchtmus.
3. Die Hälfte des Gesamtgewichts (etwa 450 g) an Zucker hinzufügen und alles noch einmal aufkochen.
4. Den Fruchtaufstrich sofort in vorbereitete Twist-off-Gläser füllen.

Wissenswertes über die Kornelkirsche

Die **Kornelkirsche,** im Volksmund auch Herlitze oder Dörlitze genannt, ist eine kleine, rote, ovale Frucht, die etwa 2 cm lang wird und im September reift. Am besten schmecken die Früchte, wenn sie so reif sind, daß sie von selbst vom Strauch herunterfallen. Kornelkirschen enthalten nur sehr wenig Pektin und gelieren deshalb sehr schlecht. Am besten mischt man sie mit pektinhaltigen Fruchtsorten und vermeidet so unnötig lange Kochzeiten. Kornelkirschen können mit den Kernen gekocht und nach etwa 15 bis 20 Minuten durch ein Sieb passiert werden.

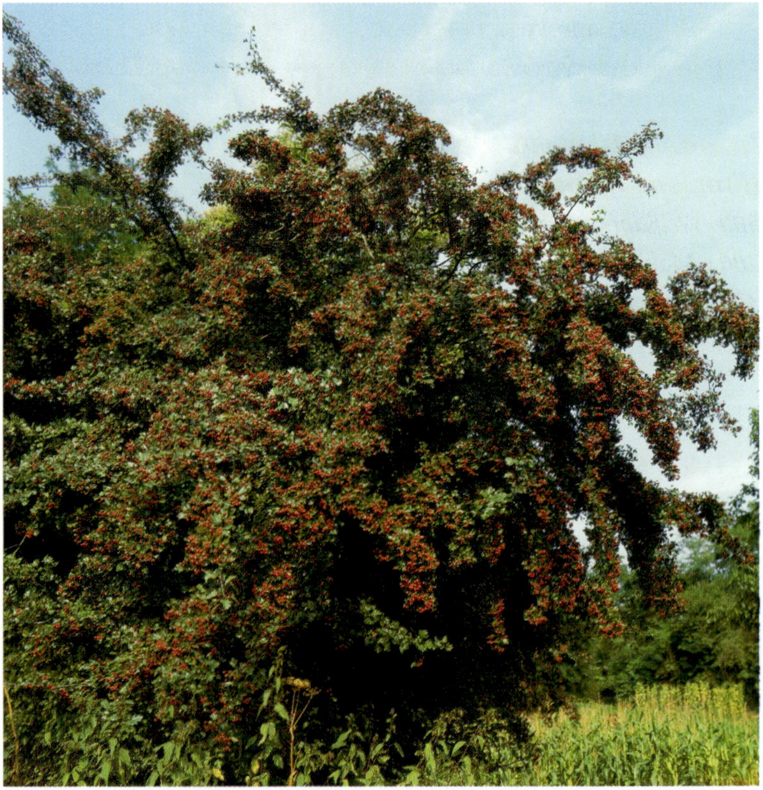

Eingriffeliger Weißdorn

Fruchtaufstrich aus Weißdorn, Kürbis und Zwetschen

1600 g Weißdornfrüchte
550 g Kürbisfleisch
1050 g Zwetschen
ca. 1250 g Zucker

1. Die Weißdornfrüchte mit gut 1/8 l Wasser musig kochen. Das Kürbisfleisch mit 3 EL Wasser in einem zweiten Topf kochen und zerdrücken. Die Zwetschen entsteinen und mit 3 EL Wasser kochen.
2. Weißdornfrüchte und Zwetschen durch ein Sieb passieren, alle drei Sorten Fruchtmus vermengen und abwiegen. Sie erhalten etwa 1000 g Weißdornmus, 500 g Kürbismus und 1000 g Zwetschenmus, insgesamt also rund 2500 g Fruchtmus.
3. Die Hälfte des Gesamtgewichts (ca. 1250 g) an Zucker hinzufügen und alles zusammen noch einmal aufkochen.
4. Den Fruchtaufstrich sofort in vorbereitete Twist-off-Gläser abfüllen.

Fruchtaufstrich aus Weißdorn, Birne und Mahonie

500g Weißdornfrüchte
300 g Mahonienfrüchte
375 g Birnen
ca. 450 g Zucker

1. Die Weißdornfrüchte mit 1/8 l Wasser musig kochen. Die Mahonienfrüchte in einem zweiten Topf mit 5 EL Wasser erhitzen. Die Birnen entkernt und kleingeschnitten in einem dritten Topf in 1/8 l Wasser musig kochen.
2. Anschließend alle Fruchtsorten durch ein Sieb passieren, vermengen und abwiegen. Sie gewinnen von jeder Fruchtsorte etwa 300 g, insgesamt also rund 900 g Fruchtmus.
3. Die Hälfte des Gesamtgewichts (ca. 450 g) an Zucker hinzufügen und alles zusammen noch einmal aufkochen.
4. Den Fruchtaufstrich sofort in vorbereitete Twist-off-Gläser abfüllen.

■ Sie benötigen ▲ So wird's gemacht

Wissenswertes über die Mahonie

Die Früchte der **Mahonie** *(Mahonia spec.)* ähneln in ihrer Zusammensetzung denen der Berberitze *(Berberis vulgaris)* und werden wie diese verwendet. Die Mahonie enthält jedoch einen geringeren Anteil an Berberin. In der Naturheilkunde wird sie als Lebertonikum verwendet. Die spanische Bezeichnung »Yerba de la sangre« (Blutkraut) weist auf ihre Wirksamkeit als Blutreinigungsmittel hin. Die Mahonie ist ein niedriger, buschiger Strauch, der kaum mehr als zwei Meter hoch wird und gefiederte, glänzend grüne Blätter treibt. Im Frühling trägt er stark duftende, leuchtend gelbe Blüten, die in großen Büscheln an den Zweigen sitzen. Aus ihnen gehen blauschwarze Beeren hervor.

Fruchtaufstrich aus Weißdorn, Zierapfel und Birne

1800 g Weißdornfrüchte
1000 g Zieräpfel
500 g Birnen
ca. 1100 g Zucker

1. Die Weißdornfrüchte mit ½ l Wasser musig kochen. Die Zieräpfel kleinschneiden und in einem zweiten Topf mit ¼ l Wasser musig kochen. Die Birnen kleinschneiden und in einem dritten Topf in 1/8 l Wasser musig kochen.
2. Anschließend alle Fruchtsorten durch ein Sieb passieren, vermengen und abwiegen. Sie erhalten gut 900 g Weißdornmus, etwa 900 g Zierapfelmus und 400 g Birnenmus, insgesamt also rund 2200 g Fruchtmus.
3. Die Hälfte des Gesamtgewichts (ca. 1100 g) an Zucker hinzufügen und alles zusammen noch einmal aufkochen.
4. Den Fruchtaufstrich sofort in vorbereitete Twist-off-Gläser abfüllen.

Fruchtaufstrich aus Weißdorn, Karotten und Berberitze

■ *450 g Weißdorn*
200 g Berberitze
500 g Karotten
ca. 450 g Zucker

▲
1. Die Weißdornfrüchte zusammen mit den Berberitzenfrüchten in 5 EL Wasser kochen und anschließend durch ein Sieb passieren. Die Karotten putzen, kleinschneiden, mit $^1/_4$ l Wasser garen und dann pürieren.
2. Anschließend Fruchtmus und Karottenpüree vermengen und abwiegen. Sie erhalten fast 500 g Weißdorn-Berberitzen-Mus und 400 g Karottenpüree, insgesamt also rund 900 g Mus.
3. Die Hälfte des Gesamtgewichts (ca. 450 g) an Zucker hinzufügen und alles zusammen noch einmal aufkochen.
4. Den Fruchtaufstrich sofort in vorbereitete Twist-off-Gläser abfüllen.

Weißdorn-Rhabarber-Aufstrich

■ *450 g Weißdorn*
700 g Rhabarber
ca. 450 g Zucker

▲
1. Die Weißdornfrüchte in 3 EL Wasser musig kochen und anschließend durch ein Sieb passieren. Den Rhabarber abziehen, kleinschneiden und in $^1/_8$ l Wasser weich kochen.
2. Beide Sorten vermengen und abwiegen. Sie erhalten etwa 300 g Weißdornmus und 600 g Rhabarber, insgesamt also rund 900 g Frucht.
3. Die Hälfte des Gesamtgewichts (ca. 450 g) an Zucker hinzufügen und alles zusammen noch einmal aufkochen.
4. Den Fruchtaufstrich sofort in vorbereitete Twist-off-Gläser abfüllen.

Weißdorn-Sauerkirsch-Aufstrich

■ *250 g Weißdornfrüchte*
250 g Sauerkirschen
ca. 180 g Zucker

1. Die Weißdornfrüchte in 4 EL Wasser musig kochen und anschließend durch ein Sieb passieren. Die Sauerkirschen entsteinen und separat in $\frac{1}{4}$ l Wasser kochen.
2. Weißdornmus und Kirschen vermengen und abwiegen. Sie erhalten etwa 200 g Weißdornmus und 160 g gekochte Kirschen, insgesamt also rund 360 g Frucht.
3. Die Hälfte des Gesamtgewichts (ca. 180 g) an Zucker hinzufügen und alles zusammen noch einmal aufkochen.
4. Den Fruchtaufstrich sofort in vorbereitete Twist-off-Gläser abfüllen.

Fruchtaufstrich aus Weißdorn, Quitte und Berberitze

1000 g Weißdornfrüchte
600 g Quitten
150 g Berberitzenfrüchte
ca. 575 g Zucker

1. Die Weißdornfrüchte mit $\frac{1}{4}$ l Wasser musig kochen und anschließend durch ein Sieb passieren. Die Quitten kleinschneiden, mit $\frac{1}{4}$ l Wasser musig kochen und pürieren. Die Berberitzenfrüchte mit 2 EL Wasser erhitzen und anschließend durch ein Sieb passieren.
2. Alle Sorten vermengen und abwiegen. Sie erhalten etwa 500 g Weißdornmus, 500 g Quittenpüree und 150 g Berberitzenmus, insgesamt also rund 1150 g Frucht.
3. Die Hälfte des Gesamtgewichts (ca. 575 g) an Zucker hinzufügen und alles zusammen noch einmal aufkochen.
4. Den Fruchtaufstrich sofort in vorbereitete Twist-off-Gläser abfüllen.

Weißdorn-Johannisbeer-Aufstrich

250 g Weißdornfrüchte
250 g rote Johannisbeeren
ca. 180 g Zucker

1. Die Weißdornfrüchte zusammen mit den Johannisbeeren in $\frac{1}{8}$ l Wasser kochen und anschließend durch ein Sieb passieren.

2. Das gewonnene Mus abwiegen. Die angegebenen Mengen ergeben etwa 360 g Fruchtmus.
3. Die Hälfte des Gesamtgewichts (ca. 180 g) an Zucker hinzufügen und alles zusammen noch einmal aufkochen.
4. Den Fruchtaufstrich sofort in vorbereitete Twist-off-Gläser abfüllen.

Weißdorn-Stachelbeer-Aufstrich

500 g Weißdornfrüchte
500 g Stachelbeeren
ca. 385 g Zucker

1. Die Weißdornfrüchte mit 1/8 l Wasser musig kochen. Die Stachelbeeren in 4 EL Wasser kochen.
2. Anschließend beide Fruchtsorten durch ein Sieb passieren, vermengen und abwiegen. Die genannten Mengen ergeben etwa 370 g Weißdornmus und 400 g Stachelbeermus, insgesamt also rund 770 g Fruchtmus.
3. Die Hälfte des Gesamtgewichts (ca. 385 g) an Zucker hinzufügen und alles zusammen noch einmal aufkochen.
4. Den Fruchtaufstrich sofort in vorbereitete Twist-off-Gläser abfüllen.

Fruchtaufstrich aus Weißdorn, Holunder, Berberitze und Kürbis

490 g Weißdornfrüchte
200 g Holunderbeeren
95 g Berberitzenfrüchte
280 g Kürbisfleisch
ca. 365 g Zucker

1. Die Weißdornfrüchte mit $\frac{1}{8}$ l Wasser musig kochen und anschließend durch ein Sieb passieren.Die Holunderbeeren mit den Berberitzenfrüchten in 6 EL Waser kochen und ebenfalls durch ein Sieb passieren. Das Kürbisfleisch in 4 EL Wasser kochen und anschließend pürieren.

2. Alle Fruchtsorten durch ein Sieb passieren, vermengen und abwiegen. Die genannten Mengen ergeben etwa 300 g Weißdornmus, 200 g Holunder-Berberitzen-Mus und 230 g Kürbispüree, insgesamt also rund 730 g Fruchtmus.
3. Die Hälfte des Gesamtgewichts (ca. 365 g) an Zucker hinzufügen und alles zusammen noch einmal aufkochen.
4. Den Fruchtaufstrich sofort in vorbereitete Twist-off-Gläser abfüllen.

Fruchtaufstrich aus Weißdorn und Japanischer Quitte

1200 g Weißdornfrüchte
750 g Japanische Quitten
ca. 600 g Zucker

1. Die Weißdornfrüchte mit 3/8 l Wasser musig kochen. Die Japanischen Quitten kleinschneiden und mit 1/4 l Wasser musig kochen.
2. Anschließend beide Fruchtsorten durch ein Sieb passieren, vermengen und abwiegen. Sie erhalten je Frucht etwa 600 g, insgesamt also rund 1200 g Mus.
3. Die Hälfte des Gesamtgewichts (ca. 600 g) an Zucker hinzufügen und alles zusammen noch einmal aufkochen.
4. Den Fruchtaufstrich sofort in vorbereitete Twist-off-Gläser abfüllen.

Daß man nicht nur die Früchte, sondern auch Blätter und Knospen des Weißdorns essen kann, ist vielleicht nicht jedem bekannt. Am delikatesten sind die ganz jungen Blätter mit ihrem leicht nussigen Geschmack. Damit können Sie im Mai Ihren Speiseplan ergänzen und diese Zutaten fast jedem üblichen Salat zufügen. Hier zwei Rezeptvorschläge:

Rote-Bete-Salat mit Weißdorn

junge Weißdornblätter
2 gekochte Rote Bete

1. Weißdornblätter waschen. Rote Bete kleinschneiden.
2. Mit Salatdressing nach Wahl zusammen anrichten.

Weißdorn-Kartoffel-Salat

3 EL Olivenöl
1 EL Weißwein
2 EL Weinessig
Salz, Pfeffer
450 g in der Schale gekochte Kartoffeln
1 Handvoll Weißdornblätter und/oder -knospen
einige Salatblätter

1. Aus Öl, Weißwein, Essig, Salz und Pfeffer ein Salatdressing zubereiten.
2. Die Kartoffeln pellen und in Scheiben schneiden und mit dem Dressing vermengen.
3. Die Weißdornblätter und -knospen sowie die kleingezupften Salatblätter zum Schluß unterheben.

Mein Tip

Probieren Sie diesen Salat einmal auf Toast!

Literatur

Barmer Ersatzkasse: Broschüre
»Das Herz«

Böhmig, Ulf/von Wimpffen, Hans H.:
Naturnahe Behandlung. Orac Verlag, Wien 1994

Bundeszentrale für gesundheitliche Aufklärung:
Broschüre über Herzinfarkt und Risikofaktoren, Bonn 1990

Helm, Eve Marie: Feld-, Wald- und Wiesen-Kochbuch.
Heyne, München 1980

Höhne, Anita: Heiltees, die Wunder wirken.
Ariston, Kreuzlingen 1995

Lonicerus: Kreuterbuch.
Frankfurt 1564

Pahlow, Mannfried: Das große Buch der Heilpflanzen.
Gräfe & Unzer Verlag, München

Pilaske, Rita: Die verborgenen Heilkräfte unserer Bäume.
Midena Verlag, Augsburg 1998

Rauch, Erich: Blut- und Säftereinigung. Haug Verlag,
Heidelberg 1998

Scheerer, F.: Die Verwertung unserer Wildfrüchte.
Siebeneichen Verlag, Berlin 1948

Schneider, Ernst: Nutze die Heilkraft unserer Nahrung.
Saatkorn Verlag, Lüneburg

Vonarburg, Bruno: Natürlich gesund mit Heilpflanzen.
Haug Verlag, Heidelberg 1996

Waldmann, Klaus P.: Lebenskraft tanken mit Weißdorn.
Urania Verlag, Berlin 1997

Willmar Schwabe GmbH: Patientenratgeber
Herzleistungsschwäche, 1995

Hilfreiche Adressen

Die folgende Liste (angeordnet nach Postleitzahlen) stellt eine Auswahl an Beratungsstellen und Organisationen dar, die mit Gesundheitsvorsorge, Gesundheitspflege und Heilung befaßt sind.

Weitere Auskünfte erteilen die zuständigen Gesundheitsämter, Krankenkassen, kirchliche und staatliche Beratungsstellen. Hier können vor allem die örtlichen Selbsthilfegruppen, Gesprächskreise, Betreuungs- und Hilfsdienste und die angebotenen sozialen Dienste erfragt werden.

Bundesverband Deutsche Schmerzhilfe e.V.
Wietwende 20
21720 Grünendeich
Tel. (04142) 81 04 34
Fax (04142) 81 04 35

Bundesselbsthilfeverband
für Osteoporose e.V.
Kirchfeldstraße 149
40215 Düsseldorf
Tel. (0211) 31 91 65
Fax (0211) 33 22 02

Bundeszentrale für
gesundheitliche Aufklärung
Postfach 91 01 52
51071 Köln
Tel. (0221) 8 99 22 22
Fax (O221) 8 99 23 00

Deutsche Rheuma-Liga Bundesverband e.V.
Rheinallee 69
53173 Bonn
Tel. (0228) 95 75 00
Fax (0228) 9 57 50 20

Deutsche Arthrosehilfe e.V.
Postfach 11 05 51
60040 Frankfurt/Main
Tel. (06831) 63 24
Fax (06831) 94 66 78

Deutsche Herzstiftung e.V.
Vogtstraße 15
60322 Frankfurt/Main
Tel. (069) 95 51 28-0
Fax (069) 95 51 28 13

Deutsche Gesellschaft
für Ernährung
Im Vogelsgesang 40
60488 Frankfurt/Main
Tel. (069) 9 76 80 30
Fax (069) 97 68 03 99

Deutsche Liga zur Bekämpfung
des hohen Blutdrucks
Berliner Straße 46
69120 Heidelberg
Tel. (06221) 41 17 74
Fax (06221) 40 22 74

Sachregister